EN CUISINE AVEC LA MARQUISE

Volume 2 : Menus et détox

Illustration de couverture : © Jean de Pastre

© Carine de Pompadour

Page Facebook : Les Petits Plats De La Marquise
Page Instagram : @carinedepompadour

Le Code de la propriété intellectuelle n'autorisant, aux termes de l'article L. 122-5, (2° et 3°a), d'une part, que les « copies ou reproductions strictement réservées à l'usage privé du copiste et non destinées à une utilisation collective » et, d'autre part, que les analyses et les courtes citations dans un but d'exemple et d'illustration, « toute représentation ou reproduction intégrale ou partielle faite sans le consentement de l'auteur ou de ses ayants droit ou ayants cause est illicite » (article L. 122-4). Cette représentation ou reproduction, par quelque procédé que ce soit, constituerait donc une contrefaçon sanctionnée par les articles L. 335-2 et suivants du Code de la propriété intellectuelle.

Les Petits Plats de la Marquise
Auto Edition

ISBN : 9798392893539
Dépôt légal : Mai 2023

INTRODUCTION

Pour le deuxième volet de la collection « En cuisine avec la Marquise », je vous ai concocté 50 assiettes équilibrées, détaillées et illustrées, pour continuer de vous aider à lutter contre les kilos.

Comme à mon habitude, les ingrédients choisis ne proviennent pas de la planète Mars et se trouvent facilement en grande surface. Par souci d'économie et de simplicité, j'ai réutilisé plusieurs fois les mêmes aliments, avec des associations différentes et parfois originales. Cela évite également que tous ces ingrédients, une fois ouverts, ne dorment trop longtemps dans nos placards ou ne soient oubliés dans nos frigos et c'est aussi plus pratique si vous souhaitez préparer vos repas à l'avance et les congeler pour plus tard.

Détail important : chaque aliment est remplaçable par un autre de la même catégorie et vous êtes libre d'adapter selon vos goûts et vos besoins. Vous n'aimez pas les haricots verts ou vous n'en avez plus ? Qu'à cela ne tienne ! Remplacez-les par un légume que vous aimez tout simplement. Cela vaut également pour les viandes / poissons et les féculents.

A la fin de ce livre, vous trouverez un tableau des calories justement fait pour que vous puissiez composer vos propres assiettes si vous le souhaitez.

Potions détox :

En plus d'être extrêmement rafraîchissantes, les eaux détox faites maison, peuvent être de très bonnes alliées pour nettoyer l'organisme (ex : après un repas de fête) durant une perte de poids.

En effet, elles permettent d'éliminer naturellement les toxines et peuvent aider à débloquer la balance lors d'un palier. Elles sont très simples à préparer et une multitude de compositions s'offrent à vous. Il suffit de faire infuser, quelques heures au frigo, des fruits (frais ou surgelés) et des herbes aromatiques dans de l'eau froide (minimum 350ml). A boire tout au long de la journée, par cure de 2 ou 3 jours, sans changer les ingrédients mais juste en remettant de l'eau à chaque fois que vous aurez tout bu.

Attention, il ne s'agit pas d'un jeûne et vous devez, bien entendu, manger normalement à côté.

Journées exemples :

Vous trouverez également dans cet ouvrage 4 jours d'exemples complets, pour vous montrer plus concrètement à quoi peut ressembler une journée alimentaire équilibrée. Je vous ai laissé une marge calorique pour que vous puissiez y ajouter votre petite touche personnelle et vous pouvez, bien sûr, prendre un fruit, une compote sans sucre ajouté, un yaourt et/ou un morceau de fromage en fin de repas. Le but n'étant pas de vous imposer quoi que ce soit mais juste de vous guider et de vous donner une trame.

Voilà, je pense que l'essentiel est dit et n'oubliez pas qu'il faut aussi se lâcher et se faire plaisir de temps en temps. Un burger, une pizza ou une viennoiserie dans la semaine ne ruineront pas vos efforts. C'est aussi ça l'équilibre !

La Marquise

LES MENUS

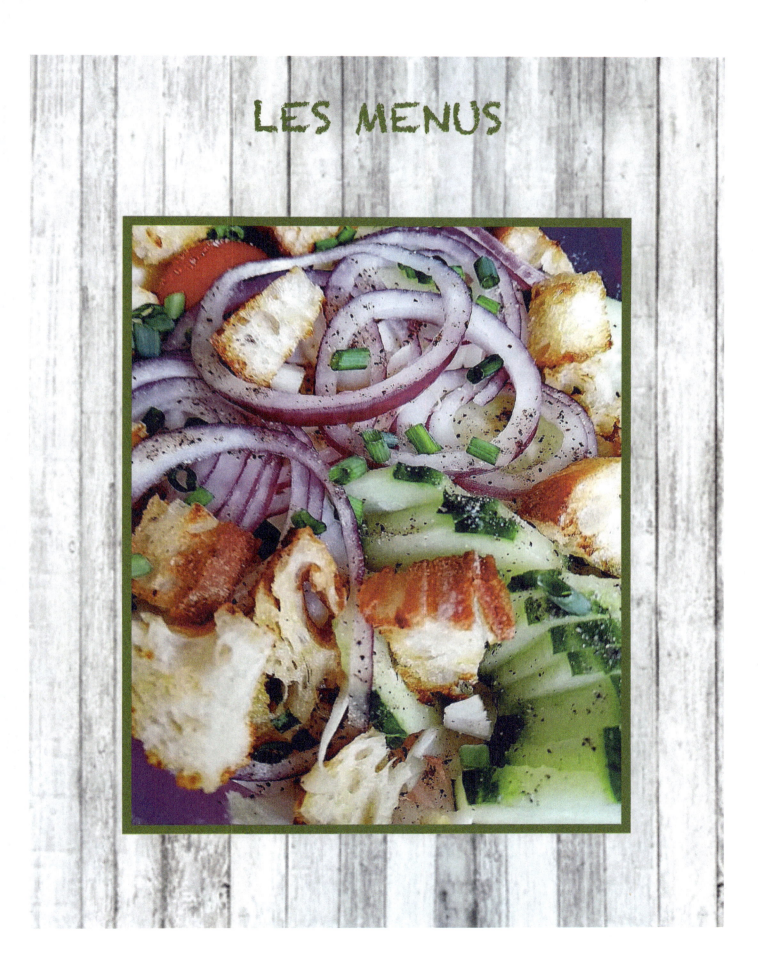

Oeufs à la tomate, féta et olives

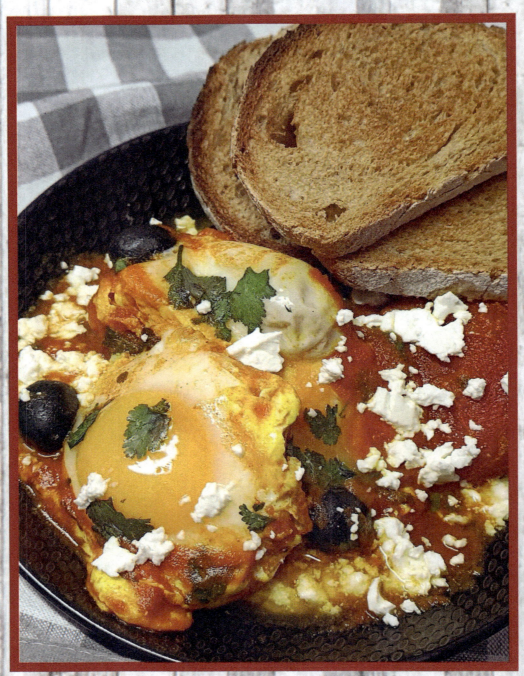

(+40g de pain) 415 calories

INGREDIENTS (1 pers)

2 œufs

240g de tomates pelées (1 boîte)

5 olives

1 pincée de curcuma

1 pincée de paprika

30g de féta

5g de margarine

Persil plat (facultatif), sel, poivre

45g de pain d'épeautre (ou au choix)

Total : 415 calories

Sans le pain : 301 calories

RECETTE

Dans une poêle, faites fondre la margarine, ajoutez les tomates ainsi que les épices et laissez mijoter quelques minutes à feu moyen. Cassez les œufs sur le dessus, ajoutez les olives et la féta, couvez et laissez mijoter encore quelques minutes jusqu'à cuisson des œufs. Déposez quelques feuilles de persil puis assaisonnez.

VARIANTE

Vous pouvez remplacer le pain par 100 à 120g de féculents cuits.

Oeuf cocotte épinards/cheddar et pommes de terre

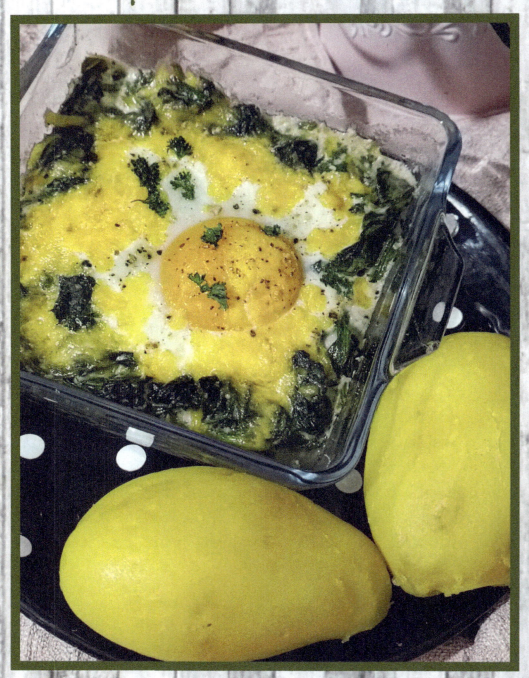

359 calories

INGREDIENTS (1 pers)

1 œuf

100g d'épinards frais (ou surgelés)

30g de fromage blanc 0% ou crème 4%

15g de cheddar

5g de margarine

Ail, sel et poivre

200g de pommes de terre vapeur

Total pour 1 œuf : 199 calories

Avec les pommes de terre : 359 calories

RECETTE

Faites fondre les épinards, à la poêle, avec la margarine puis mélangez au fromage blanc (ou la crème) et assaisonnez. Versez dans un ramequin, allant au four, déposez le cheddar puis l'œuf cru et enfournez à 180°C environ 15mn (selon les fours).

VARIANTE

Testez cette recette avec un autre légume (poireau cuit par exemple) et un fromage de votre choix, mêmes quantités. Vous pouvez également remplacer la pomme de terre par un autre féculent.

Poêlée d'endives aux oeufs et fromage, pommes de terre

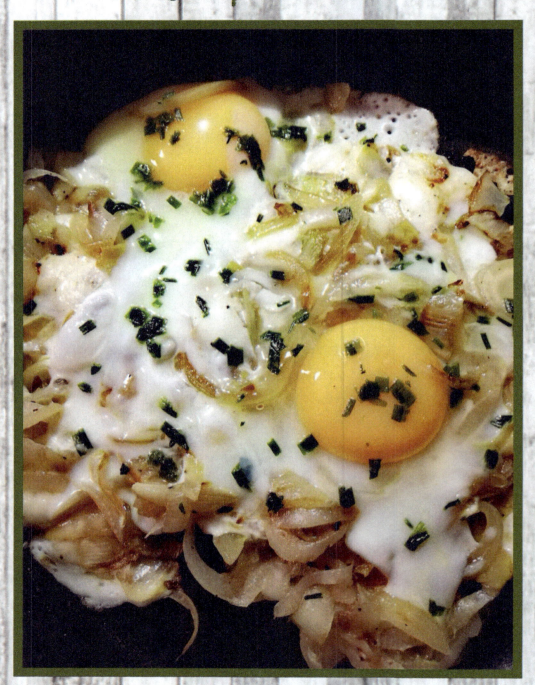

390 calories

INGREDIENTS (1 pers)

2 œufs

300g d'endives crues

15g de gruyère râpé

5g de margarine

Ciboulette, 1 échalote, sel et poivre

120g de pommes de terre cuites

Total : 390 calories

RECETTE

Faites dorer quelques minutes les endives et l'échalote dans une poêle, avec la margarine et assaisonnez. Ajoutez ensuite 1 verre d'eau et laissez réduire jusqu'à absorption complète en remuant régulièrement. Ajoutez le gruyère puis les œufs par-dessus et laissez mijoter jusqu'à cuisson des œufs.

VARIANTE

Ajoutez des épices (au choix), curry, curcuma, etc. et remplacer la pomme de terre par un autre féculent.

Courge spaghetti Carbonara, tagliatelles aux épinards

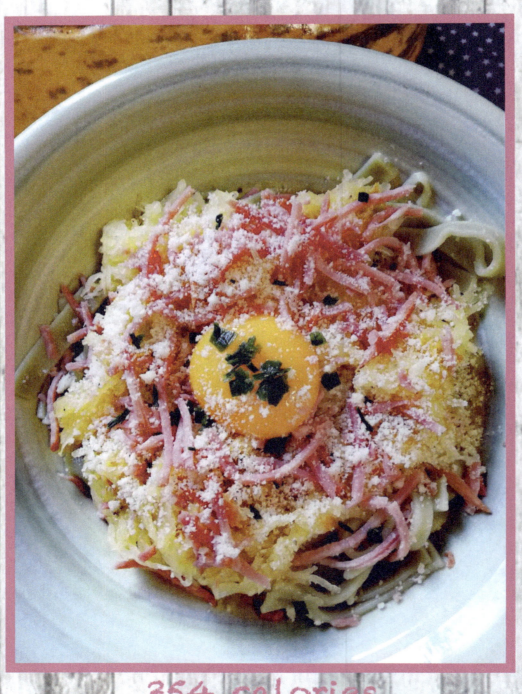

354 calories

INGREDIENTS (1 pers)

50g d'allumettes de bacon

1/2 courge spaghetti

120g de tagliatelles aux épinards

1 jaune d'œuf

10g de parmesan

Sel et poivre

Total : 354 calories

RECETTE

Coupez la courge en deux dans le sens de la longueur et enlevez la partie centrale filandreuse, ainsi que les pépins et assaisonnez. Enfournez à 200°C environ 35mn pour ramollir la chair. Pendant ce temps, cuisez les tagliatelles et réservez. A l'aide d'une fourchette, prélevez ensuite la chair de courge en grattant dans la longueur et mélangez aux tagliatelles. Ajoutez 1 jaune d'œuf, le bacon et le parmesan.

ASTUCE

Conservez le blanc de l'œuf pour une omelette ou un bowlcake.

Caviar d'aubergine, oeuf et sucrine

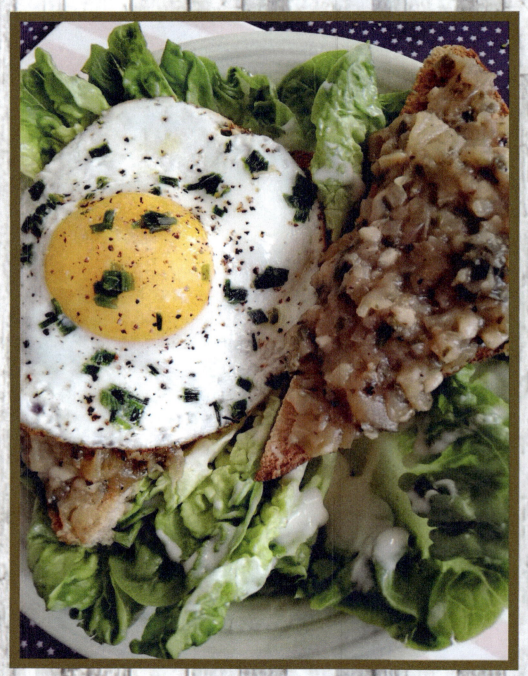

384 calories

INGREDIENTS (1 pers)

2 œufs

1/2 aubergine crue

5ml d'huile d'olive

1/2 jus de citron

Sel, poivre, échalote, ail, ciboulette et persil

1 tranche de pain de mie aux céréales (toastée ou non)

1 tête de sucrine + 15ml de vinaigrette sans huile Le Jardin d'Orante® (grande surface).

Total : 384 calories

RECETTE

Dans une poêle, faites dorer 1 échalote et une gousse d'ail émincée dans 1/2 c à c d'huile d'olive. Ajoutez l'aubergine, préalablement coupée en morceaux, laissez mijoter quelques minutes. Ajoutez ensuite, 1 verre d'eau, 1/2 jus de citron, la ciboulette et le persil. Laissez cuire à feu moyen jusqu'à évaporation (ajoutez de l'eau si nécessaire). Assaisonnez puis mixer la préparation (le caviar seul = 129 calories). Etalez le caviar sur une tranche de pain aux céréales grillée. Utilisez l'huile restante pour cuire les œufs au plat et déposez-les sur les tartinades d'aubergines.

ASTUCE

Conservez l'autre ½ jus de citron pour la recette page 127 et l'autre ½ aubergine pour la recette page 67.

Oeufs gratinés, asperges, riz Basmati complet

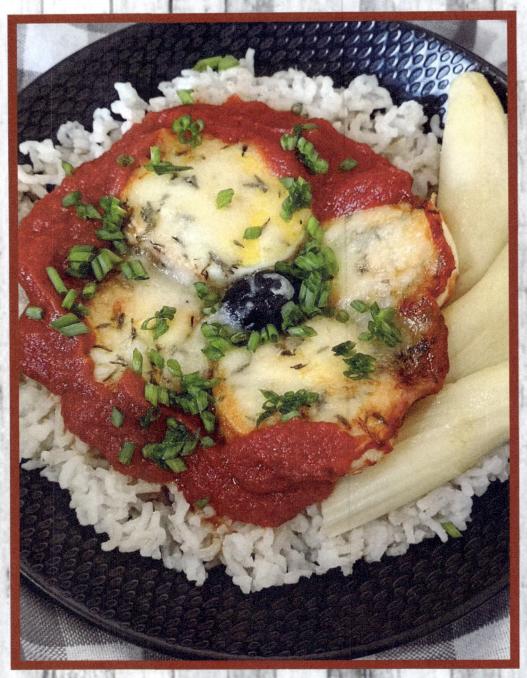

420 calories

INGREDIENTS (1 pers)

2 œufs durs

100g de coulis de tomates

20g de comté

120g de riz Basmati complet cuit

100g d'asperge

Sel, poivre, thym, 5 olives

Total : 420 calories

RECETTE

Cuire les œufs environ 10mn dans l'eau bouillante, réservez. Dans un plat allant au four, versez le coulis de tomates, déposez les œufs, épluchés et coupés en 2, par-dessus, saupoudrez de thym et de comté râpé, assaisonnez. Ajoutez les olives et enfournez à 180°C environ 20mn. Cuire le riz selon les indications de l'emballage, ainsi que les asperges si elles sont fraîches. Si vous utilisez celles en bocal ou conserve, vous avez juste à les ajouter à votre assiette. Bon appétit !

Wrap jambon, oeuf, champignons et mozzarella

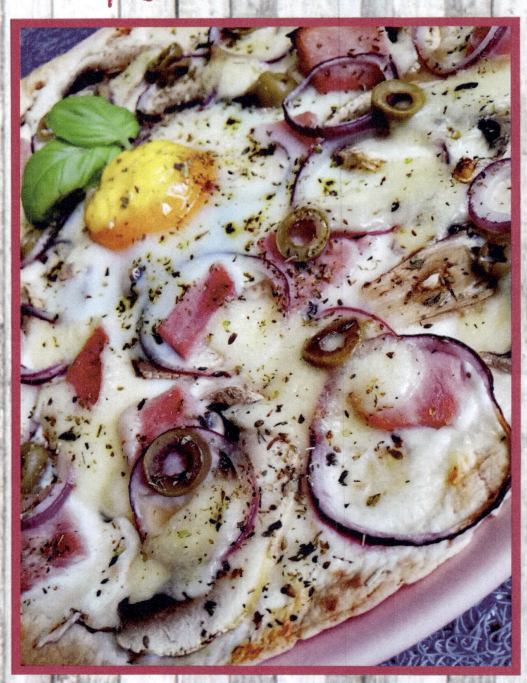

466 calories

INGREDIENTS (1 pers)

1 œuf

1 wrap aux céréales (21cm)

40g de crème épaisse 4%

50g de champignons crus

5 olives

50g de jambon blanc

40g de mozzarella

Origan ou épices à pizza, 1 oignon

Total : 466 calories

RECETTE

Etalez la crème sur le wrap et disposez le reste des ingrédients (coupés en rondelles ou petits morceaux) sur le dessus. Ainsi que l'œuf cru et assaisonnez. Enfournez à 180°C environ 15mn.

Pour un repas plaisir complet sans faire exploser le calorimètre.

VARIANTE

Une autre recette de wrap vous attend page 44.

Torsades à la crème d'épinards et féta, oeuf au plat

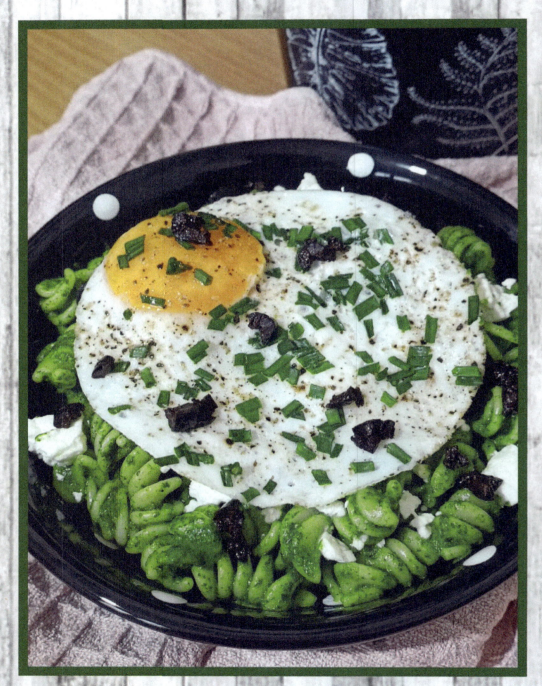

368 calories

INGREDIENTS (1 pers)

150g de torsades cuites (50g crues)

100g d'épinards frais crus

100ml de lait écrémé

20g de crème épaisse 4% ou 12%

20g de féta (allégée ou non)

Sel, poivre, ail.

1 œuf

5g de margarine

5 olives noires (facultatif)

Total (sans l'œuf et la mg) : 270 calories

Total (avec l'œuf et la mg) : 368 calories

RECETTE

Cuire les pâtes à l'eau bouillante, selon vos habitudes. Mixez les épinards crus avec la crème et l'ail. Faites mijoter le tout à la poêle, à feu moyen, en mélangeant bien les pâtes et la crème d'épinards puis ajoutez la féta émiettée (et quelques olives noires si vous le souhaitez). Cuire l'œuf avec la margarine puis déposez-le sur les pâtes. Assaisonnez et bon appétit !

VARIANTE

Remplacez l'œuf dur par du thon pour varier les plaisirs.

Oeufs durs, quinoa, tomates et radis

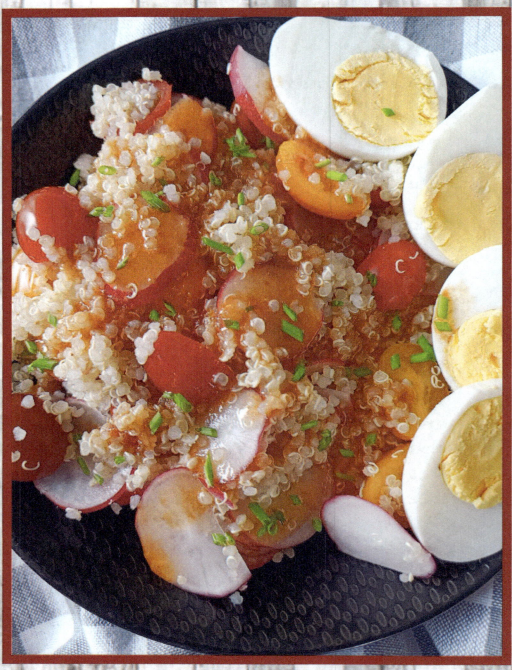

403 calories

INGREDIENTS (1 pers)

2 œufs durs (ou cuisson au choix)

40g de quinoa cru

200g de tomates

5 radis

15ml de vinaigrette (Maille® ou autre marque bien sûr)

1 échalote, sel et poivre

Total : 403 calories

RECETTE

Cuire les œufs (durs, mollets, etc.) et le quinoa selon les indications du paquet. Coupez les tomates et les radis en rondelles et mélangez le tout avec la vinaigrette.

ASTUCE

Lorsque les petits anneaux du quinoa se détachent des graines, c'est cuit !

INFO

Une recette de vinaigrette maison vous attend page 47.

Boulettes de boeuf, courgettes et quinoa

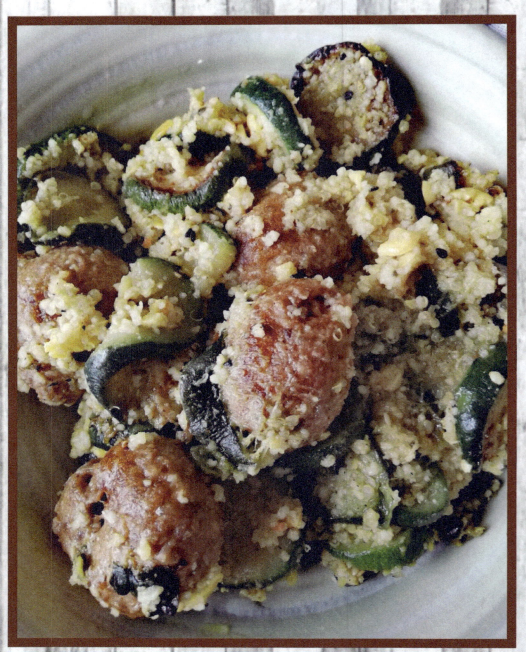

415 calories

INGREDIENTS (1 pers)

4 boulettes de bœuf (environ 100g)

250g de courgettes crues

40g de quinoa cru (120g cuit)

5g de margarine

1 pincée de curry, sel et poivre

Total : 415 calories

RECETTE

Cuire le quinoa selon les indications du paquet. Pendant ce temps, faites sauter les courgettes avec la margarine dans une poêle, ajoutez 1 fond d'eau et 1 pincée de curry et laissez réduire Assaisonnez puis incorporez les boulettes. Laissez dorer environ 15 mn.

VARIANTE

D'autres menus avec des boulettes de bœuf vous attendent sur les pages suivantes.

Boulettes de boeuf et aubergine au paprika, riz

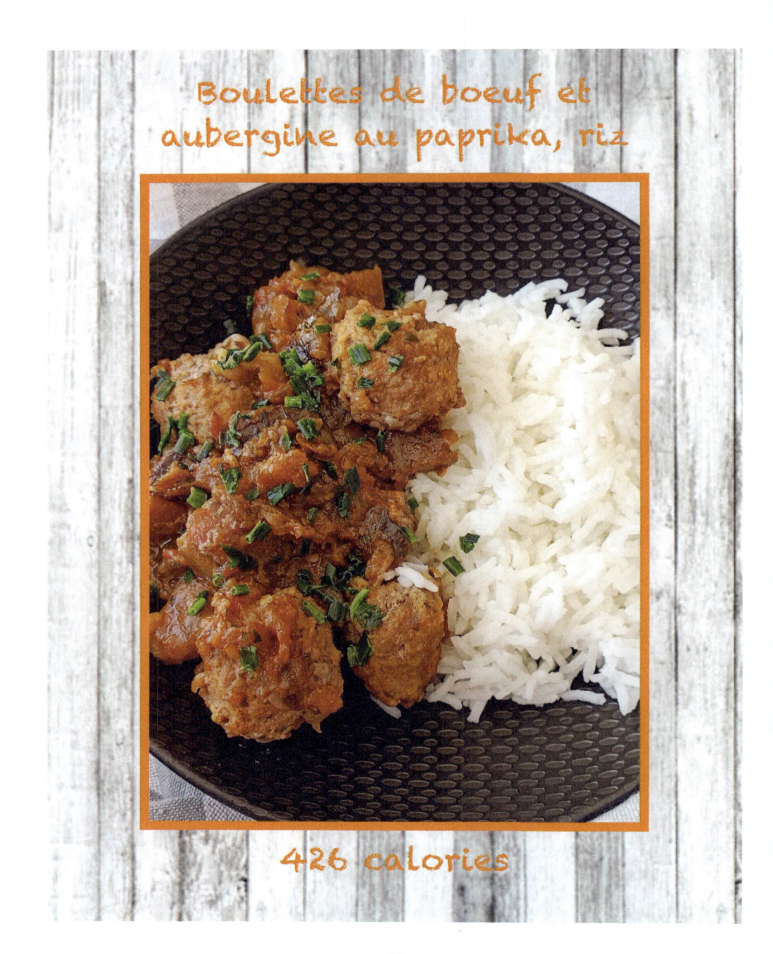

426 calories

INGREDIENTS (1 pers)

4 boulettes de bœuf

1 boîte de tomates concassées (140g)

1 aubergine (environ 250g)

5g de margarine

1 pincée de paprika, ail, sel et poivre

100g de riz (au choix) cuit (30g cru)

Total : 426 calories

RECETTE

Dans une poêle, faites revenir l'ail avec la margarine quelques minutes. Ajoutez l'aubergine émincée et 1 verre d'eau, le paprika et assaisonnez. Laissez réduire et incorporez le bœuf ainsi que les tomates concassées. Laissez mijoter jusqu'à cuisson moelleuse de la viande, à feu doux. Pendant ce temps, cuire le riz et voilà !

VARIANTE

Vous pouvez bien sûr accompagner avec un autre féculent ou légumineuse.

Boulettes de boeuf, pennes, persillade de champignons

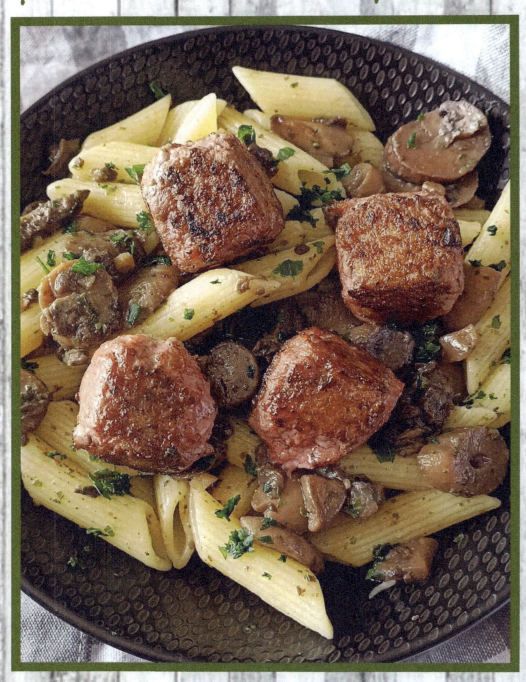

446 calories

INGREDIENTS (1 pers)

4 boulettes de bœuf

250g de champignons crus

120g de pennes cuites (40g crues) ou autre féculent de votre choix

30g de crème épaisse 4%

5g de margarine

Ail, oignon, persil sel et poivre

Total : 446 calories

RECETTE

Cuire les pâtes selon les indications du paquet (rien de nouveau, oups !). Dans une poêle, faites revenir les champignons avec l'ail, l'oignon et le persil à feu moyen jusqu'à ce qu'il n'y ait plus d'eau. Ajoutez la margarine, les boulettes et assaisonnez. Laissez dorer puis versez la crème à froid et remuez. Servez avec les pâtes.

PETITE INFO AU PASSAGE

En fait, il n'est pas franchement nécessaire de s'embêter à peser ou compter les légumes, rassurez-vous ! Ils sont à satiété et peu dangereux pour la ligne tout simplement...

Boulettes de boeuf mijotées aux légumes, pommes de terre

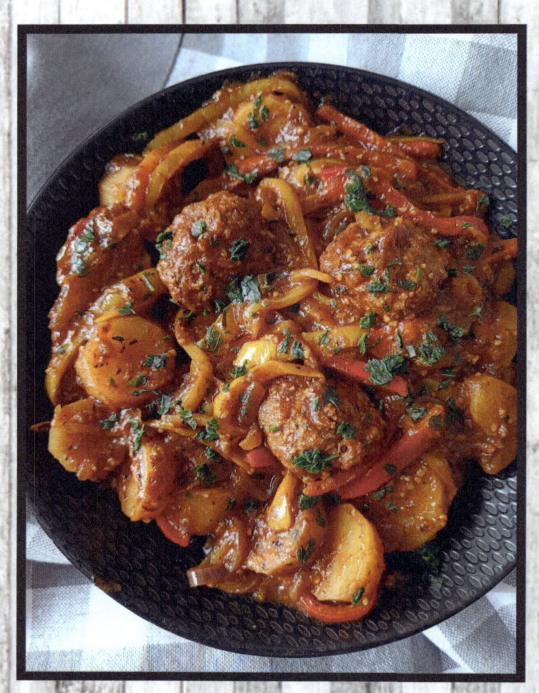

425 calories

INGREDIENTS (1 pers)

4 boulettes de bœuf

2 poivrons (environ 200g) crus, coupés en lanières

150g de pommes de terre crues

150ml de coulis de tomates

5g de margarine

1 échalote, 1 oignon, ail, sel, poivre et ciboulette

Total : 425 calories

RECETTE

Dans une poêle avec la margarine, faites revenir les poivrons avec l'échalote, l'oignon et l'ail jusqu' coloration. Ajoutez le bœuf et le coulis de tomates + 1 filet d'eau et laissez mijoter à feu doux environ 15mn. Faites cuire les pommes de terre à l'eau ou à la vapeur, puis incorporez-les à la préparation. Bon appétit !

Steak haché et tagliatelles à la crème de poivrons

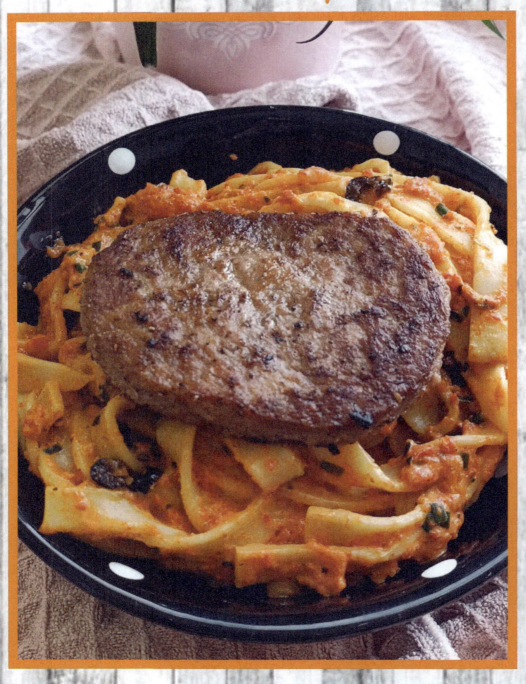

421 calories

INGREDIENTS (1 pers)

1 steak haché 5%

5g de margarine

2 poivrons rouges (environ 200g)

20g de crème épaisse 4%

20g de chèvre frais

1 gousse d'ail, sel, poivre, ciboulette, épices à pizza

150g de tagliatelles cuites (50g crues)

Total : 421 calories

RECETTE

Faites cuire les poivrons épépinés et émincés, au four à 200°C, jusqu'à ce qu'ils soient légèrement grillés. Mixez ensuite avec la crème, le chèvre, l'ail et les épices, réservez. Cuire les pâtes, à part, selon vos habitudes puis nappez avec la crème de poivrons. Faites dorer le steak à la poêle, avec la margarine puis dressez votre assiette. Assaisonnez à votre convenance et régalez-vous !

INFO

Vous pouvez utiliser des poivrons de la couleur que vous souhaitez et des épices de votre choix ainsi qu'une autre sorte de pâtes !

Poivrons au St Moret, filet mignon et semoule

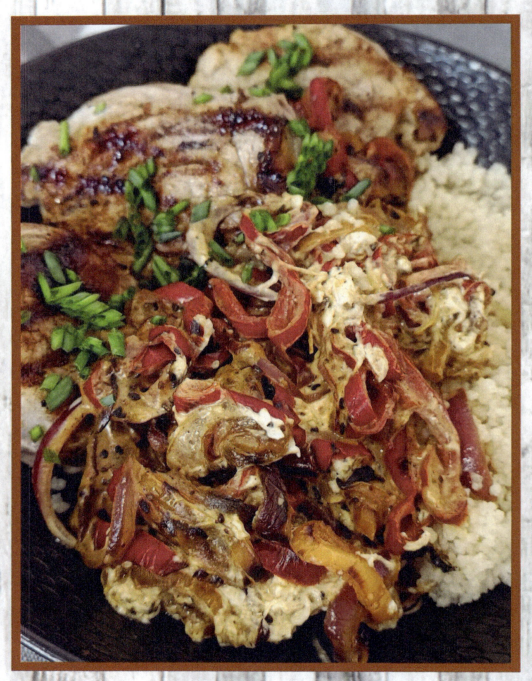

450 calories

INGREDIENTS (1 pers)

120g de filet mignon de porc

2 poivrons (au choix)

10g de margarine

20g de crème épaisse 4%

120g de semoule (cuite) semi-complète (40g crue)

20g de St Moret®

Sel, poivre, ciboulette

Total : 450 calories

RECETTE

Coupez le filet mignon en médaillons et faites-le dorer, à la poêle, avec la moitié de la margarine. Vous pouvez faire une cuisson au four si vous le souhaitez. Une fois cuit, retirer le filet mignon de la poêle, ajoutez l'autre moitié de la margarine plus 1 verre d'eau et laissez cuire les poivrons émincés environ 30mn. Versez ensuite la crème et le St Moret®, mélangez. Assaisonnez à votre convenance. Cuire la semoule à part.

VARIANTE

Remplacez le St Moret® par 1 Carré Frais 0% ail et fines herbes. Je vous conseille d'essayer avec des courgettes également, c'est délicieux.

Poulet à la Provençale et riz complet

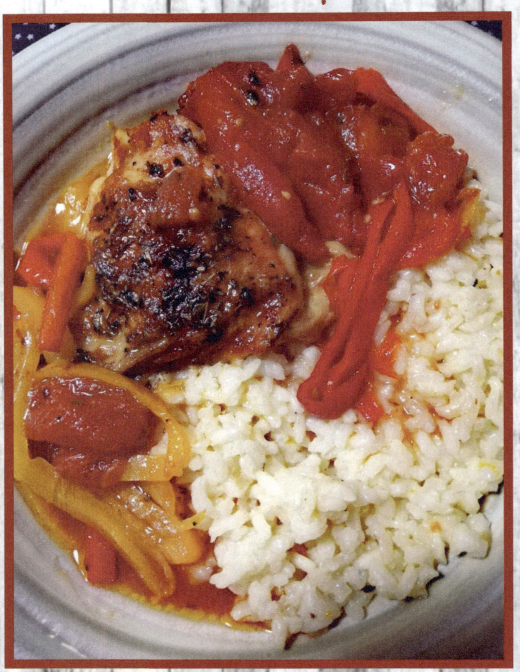

389 calories

INGREDIENTS (1 pers)

1 haut de cuisse de poulet (environ 80g)

2 poivrons au choix

120g de riz complet cuit (40g cru)

1 boîte de tomates pelées ou concassées

100ml de vin blanc

Ail, herbes de Provence, sel et poivre

Total : 389 calories

RECETTE

Découpez les poivrons en lanières et déposez-les dans un plat allant au four avec le poulet. Mélangez les tomates avec le vin blanc et les aromates, assaisonnez à votre goût. Versez le mélange dans le plat puis enfournez environ 1h à 180°C. Le riz peut être cuit soit au four avec les autres ingrédients + 1 verre d'eau, soit à part selon les indications du paquet.

VARIANTE

Vous pouvez remplacer le haut de cuisse par 1 filet de poulet et procéder à une cuisson à la poêle (sauf pour le reste des ingrédients).

Tchaktchouka aux oeufs et boulgour

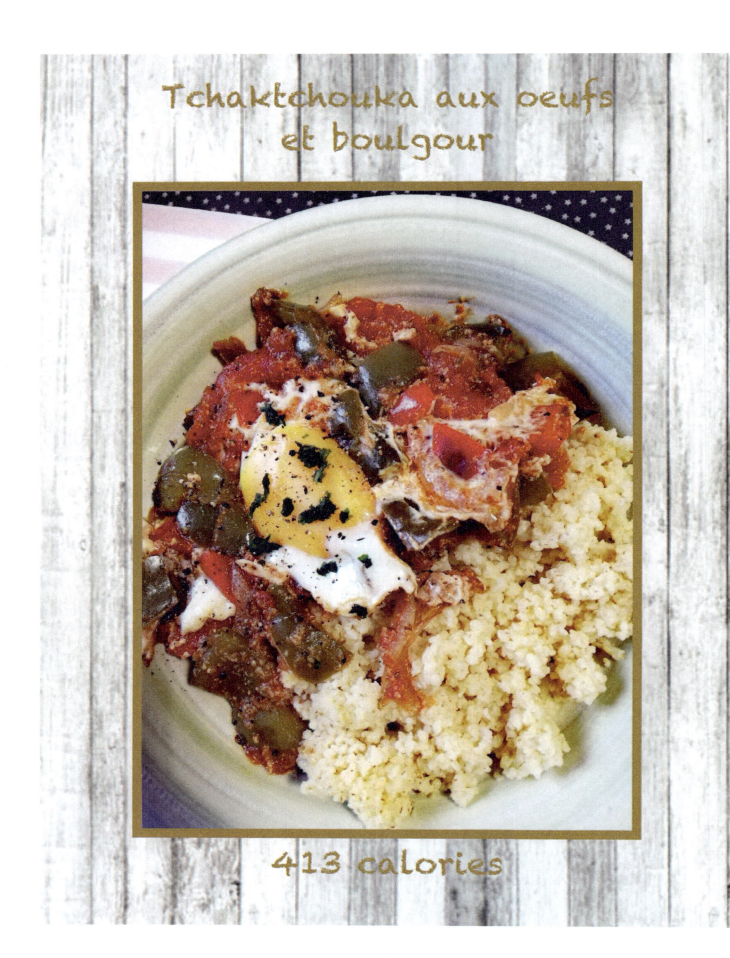

413 calories

INGREDIENTS (1 pers)

1 part de tchaktchouka :

2 œufs (ou 1 seul si vous préférez)

2 poivrons (au choix)

2 tomates (environ 200g)

1 c à c de concentré de tomates

1 c à c d'huile d'olive

1 oignon, ail, coriandre, épices ras el hanout, sel et poivre

120g de boulgour cuit (40g cru)

Total : 413 calories

RECETTE

Recette de la tchaktchouka : Coupez les tomates, les poivrons et l'oignon en dés. Faites revenir l'oignon, l'ail et les poivrons à la poêle avec l'huile, jusqu'à coloration. Incorporez les tomates, le concentré + 1/2 verre d'eau, ainsi que les épices et assaisonnez selon vos goûts. Laissez mijoter, à feu doux, en remuant de temps en temps, jusqu'à ce que le mélange poivrons/tomates soit fondant. Ajoutez de l'eau si nécessaire. Cassez les œufs directement sur la préparation et couvrez. Laissez mijoter à feu doux jusqu'à cuisson complète des œufs. Pendant que la tchouktchouka mijote, cuire le boulgour selon les indications de l'emballage. Cette petite assiette vous emmène vers l'Orient...

VARIANTE

Une variante vous attend page suivante... et vous pouvez changer l'accompagnement bien sûr.... Dans la tchaktchouka, vous pouvez également remplacer les œufs par des merguez de volaille, on en trouve souvent l'été en grande surface.

Boeuf haché poêlé aux poivrons, boulgour

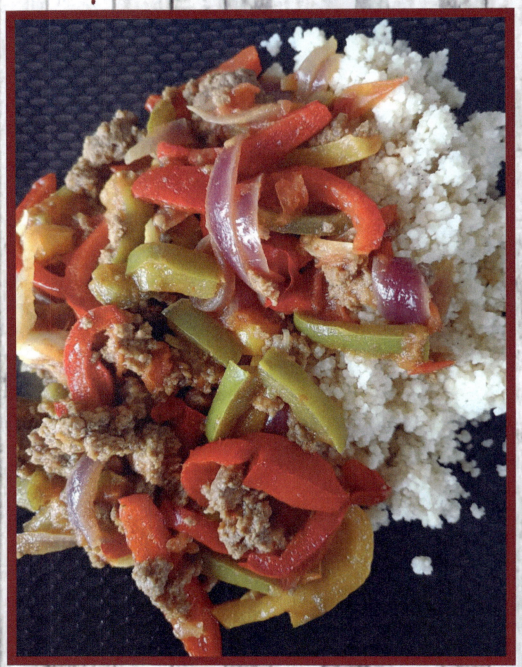

384 calories

INGREDIENTS (1 pers)

100g de bœuf haché 5%

Et les mêmes ingrédients que la tchaktchouka (sans les œufs)

120g de boulgour cuit (40g cru)

Total : 384 calories

RECETTE

Suivez tranquillement la recette de la page précédente et incorporez le bœuf à la place des œufs. Laissez mijoter à feu doux, jusqu'à cuisson complète de la viande

PETITE IDEE AU PASSAGE

Pourquoi ne pas essayer avec du poisson également...

Poivrons au fromage frais et saumon, boulgour

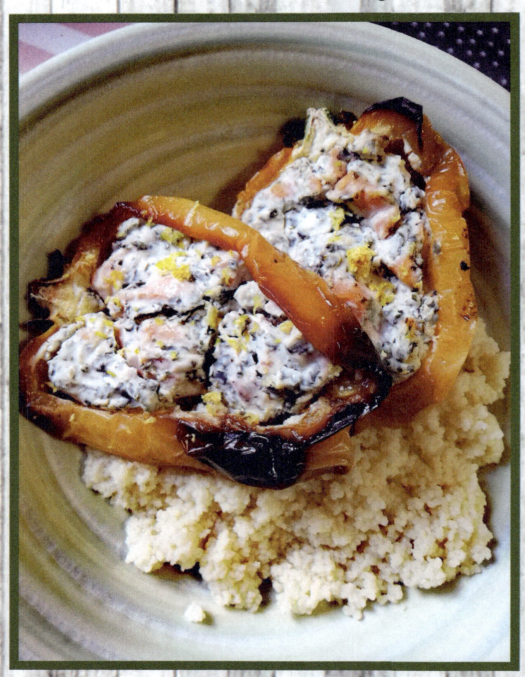

353 calories

INGREDIENTS (1 pers)

1 poivron (au choix)

100g de saumon frais (ou fumé)

2 Carrés Frais 0% ail et fines herbes

20g de crème épaisse 4% (Elle et Vire®)

1 jus de citron + zeste

Sel poivre, aneth et ciboulette

100g de boulgour cuit (30g cru)

Total : 353 calories

RECETTE

Coupez le poivron en deux dans le sens de la longueur et enlevez les pépins. Salez et poivrez puis enfournez à 180°C environ 20mn. Ce qui vous laisse le temps de mélanger le reste des ingrédients (sauf le boulgour). Remplissez ensuite chaque ½ poivron avec la farce puis zestez du citron dessus. Remettez au four à 180°C environ 20mn et comme d'habitude : cuire le boulgour selon bla bla bla... Je crois qu'on a tous compris le concept !

Wrap saumon, brocoli et crème

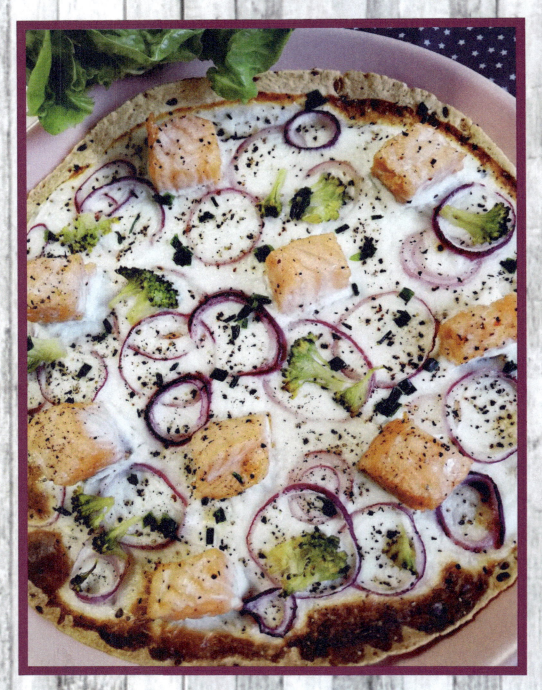

447 calories

INGREDIENTS (1 pers)

1 wrap aux céréales (21 cm)

100g de saumon cru

100g de brocoli cuit

50g de crème épaisse 4%

1 oignon, persil, sel et poivre

Total : 447 calories

RECETTE

Encore une façon de se faire plaisir gentiment... Etalez la crème sur le wrap et disposez le reste des ingrédients comme vous le souhaitez en fait... car le plus important c'est que ça vous plaise à vous ! Mais vous allez vous régaler, croyez-moi ! Enfournez à 180°C environ 15mn et voilà.

VARIANTE

D'autres menus et recettes avec du saumon vous attendent derrière cette page.

Saumon, tomates, mozzarella et croûtons

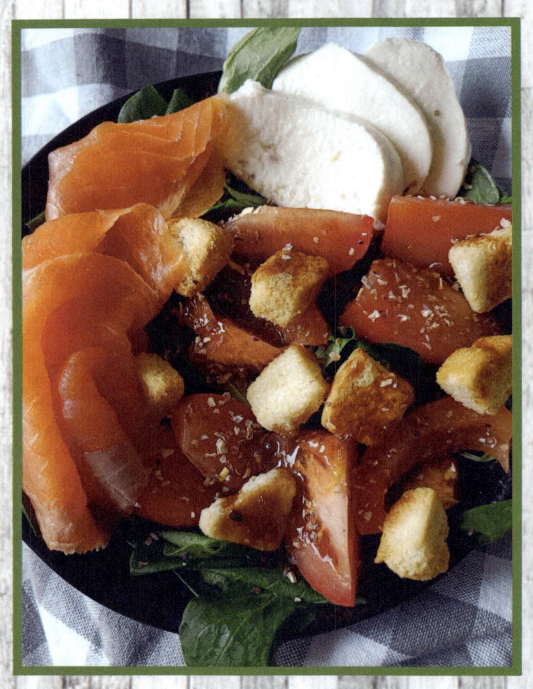

414 calories

INGREDIENTS (1 pers)

100g de saumon fumé

250g de tomates

30g d'épinards frais

30g de mozzarella

15g de croûtons spécial salade (en grande surface)

2 c à s de vinaigrette maison

Ail, échalote, sel et poivre

1 jus de citron sur le saumon et c'est top !

Total : 414 calories

RECETTE

Est-il nécessaire d'expliquer comment faire une salade composée... Faites-vous plaisir et donnez-lui la forme qui vous plaît ! Vous pouvez ajouter une crudité supplémentaire.

VARIANTE

Remplacez les épinards par de la mâche.

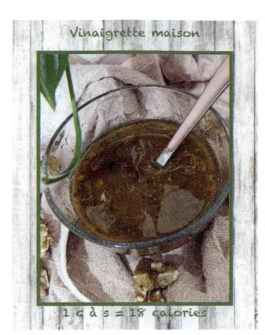
Vinaigrette maison
1 c à s = 18 calories

VINAIGRETTE MAISON (pour 8 c à s)

Mélangez :

1 c à s d'huile de noix

+ 2 c à s de vinaigre de Modène

+ 1 c à c de moutarde

+ 4 c à s d'eau

+ écalotte

+ sel, poivre et ciboulette (à votre convenance)

Info : se conserve plusieurs jours à température ambiante.

1 c à s = 18 calories.

Saumon, champignons, farfalles à l'encre de seiche

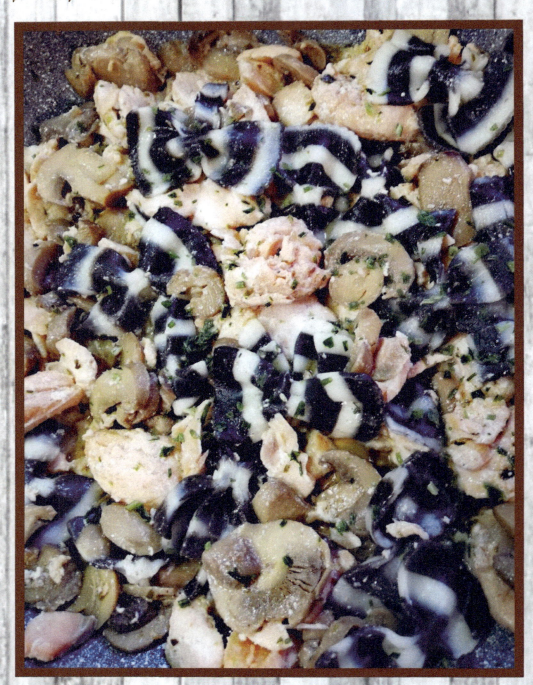

422 calories

INGREDIENTS (1 pers)

100g de saumon cru

10g de margarine

250g de champignons crus

120g de pâtes à l'encre de seiche (40g crues)

Ail, sel, poivre et ciboulette

Total : 422 calories

RECETTE

On va commencer par cuire les pâtes comme d'habitude et on va lancer la cuisson des champignons émincés avec la margarine dans une poêle. Une fois l'eau évaporée, ajoutez le saumon et les aromates. Laissez dorer environ 5mn de chaque côté, puis incorporez les pâtes cuites. Maintenez au chaud jusqu'à servir.

INFO

On trouve généralement ces pâtes au rayon Bio, vous pouvez évidemment les remplacer par un autre féculent.

VARIANTE

Pourquoi pas ajouter un peu de sauce soja et ne pas saler ou encore un jus de citron.

Saumon, poivrons, farfalles à l'encre de seiche

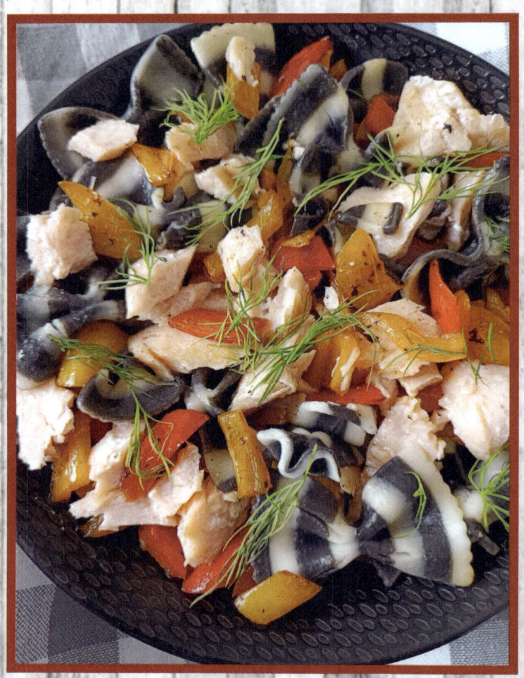

373 calories

INGREDIENTS (1 pers)

1 pavé de saumon

250g de poivrons crus

5g de margarine

120g de farfalles à l'encre de seiche cuites (40g crues)

1 jus de citron, aneth, sel et poivre

Total : 373 calories

RECETTE

Coupez les poivrons en lanières et faites-les revenir à la poêle avec la margarine et réservez. Cuire les pâtes selon vos habitudes et le saumon à la vapeur. Réunissez les ingrédients dans votre assiette, assaisonnez à votre convenance, pressez le jus de citron dessus et déposez quelques brins d'aneth. A table !

VARIANTE

D'autres menus à base de pâtes vous attendent pages suivantes.

Thon à la tomate, champignons et pennes de sarrasin

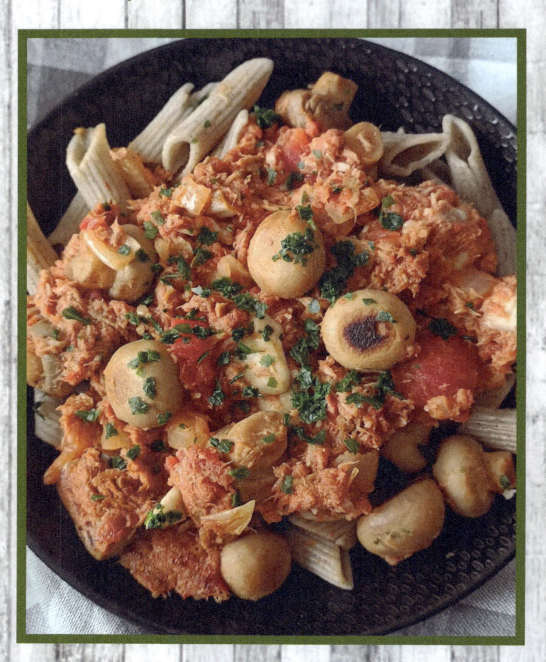

393 calories

INGREDIENTS (1 pers)

1 petite boîte de thon (140g)

150g de tomates pelées (en conserve)

200g de champignons crus

5g de margarine

120g de pennes de sarrasin cuites (40g crues)

Thym, sel et poivre

Total : 393 calories

RECETTE

Faites dorer les champignons à la poêle, avec la margarine. Ajoutez les tomates pelées ainsi que le thon et le thym, assaisonnez puis laissez mijoter quelques minutes à feu doux. Cuire les pâtes à part, comme d'habitude et réunissez le tout dans votre assiette.

VARIANTE

Remplacez le thon par une viande et les champignons par un autre légume par exemple, avec des pâtes de votre choix.

Bacon, pennes de sarrasin et aubergines à la tomate

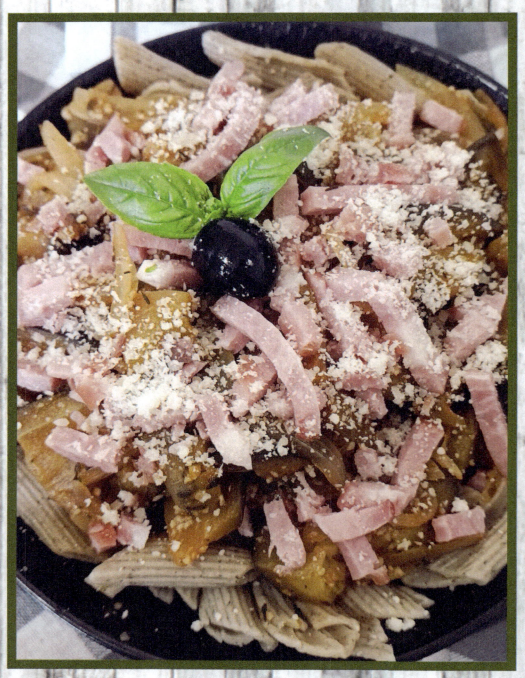

333 calories

INGREDIENTS (1 pers)

50g d'allumettes de bacon

200g d'aubergine cuite (environ 250g crue)

5g de margarine

50g de coulis de tomates

Oignon, ail, thym, sel et poivre

150g de pennes de sarrasin cuites (50g crues)

10g de parmesan

Total : 333 calories

RECETTE

Faites revenir l'aubergine (coupée en petits morceaux, épluchée ou non) dans une poêle, avec la margarine + 1 verre d'eau. Ajoutez l'oignon, l'ail et le thym, assaisonnez. Laissez mijoter quelques minutes à feu doux jusqu'à coloration. Versez le coulis de tomates et mélangez-le à l'aubergine encore sur le feu. Faites cuire les pâtes à part puis dressez votre assiette en commençant justement par les pâtes puis le mélange aubergine/tomates pour finir par les allumettes de bacon et le parmesan.

VARIANTE

Utilisez des pâtes classiques aussi bien que du riz ou de la semoule dans les mêmes quantités. En termes de calories c'est à peu près équivalent.

Jambon cru, mozzarella, pennes de sarrasin et tomates

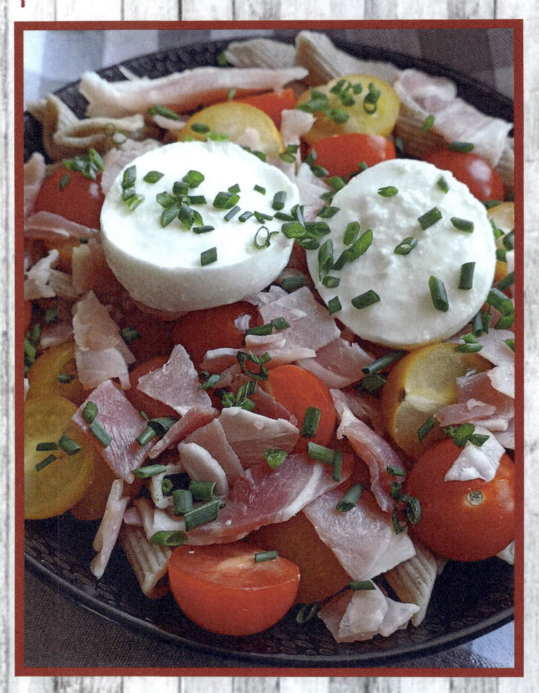

454 calories

INGREDIENTS (1 pers)

120g de pennes de sarrasin cuites (40g crues)

150g de tomates cerises

50g de jambon cru

50g de mozzarella

1 c à c d'huile d'olive

2 c à c de vinaigre (au choix)

Moutarde, ciboulette, 1 échalote, sel et poivre

Total : 454 calories

RECETTE

Faites cuire les pâtes et pendant ce temps, coupez les tomates, le jambon et la mozzarella, réservez. Préparez votre sauce dans un ramequin en mélangeant l'huile, le vinaigre, 1/2 c à c de moutarde, 1 échalote émincée, le sel et le poivre. Vous pouvez allonger la préparation avec 1 c à s d'eau si vous le souhaitez. Dressez votre assiette avec les pâtes froides et le reste des ingrédients. Versez la vinaigrette dessus, ciselez quelques brins de ciboulette et passez à table.

INFO

Contrairement aux idées reçues qui datent de la préhistoire, il n'est pas contre-indiqué de manger des féculents le soir.

VARIANTE

Remplacez les tomates par une autre crudité de votre choix (concombre par exemple).

Poêlée tricolore
pennes, haricots verts, bacon

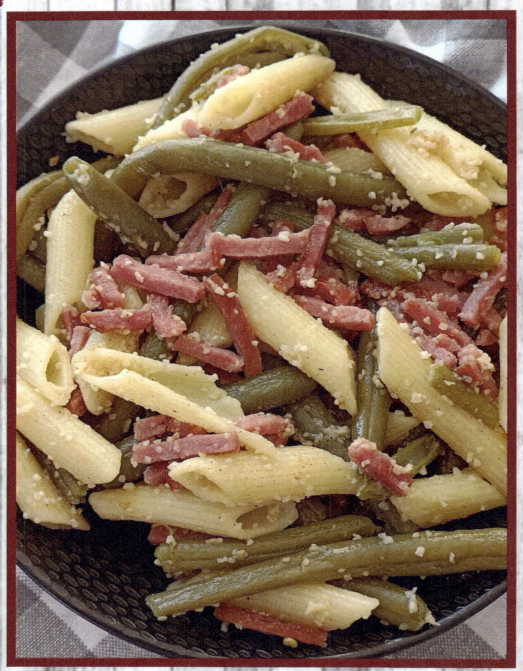

327 calories

INGREDIENTS (1 pers)

75g d'allumettes de bacon

120g de pennes classiques ou de sarrasin cuites (40g crues)

250g d'haricots verts (frais, surgelés ou conserve)

10g de beurre 41%

Ail, sel et poivre

Total : 327 calories

RECETTE

Equeutez les haricots verts (s'ils sont frais) puis faites-les cuire environ 30mn (ou plus si vous les aimez bien tendres) dans de l'eau bouillante. Si vous utilisez des haricots en conserve, cuisez-les directement comme indiqué ci-dessous. Dans une poêle, faites dorer les haricots, le bacon et l'ail, avec la margarine. Ajoutez les pâtes cuites et poêlez le tout quelques minutes.

VARIANTE

Ajoutez 30g de crème 12% (= 43 calories) ou 30g de cancoillotte à l'ail (= 36 calories) ou 2 c à s de sauce soja (8 calories) ou 100g de coulis de tomate (= 27 calories). La liste n'est pas exhaustive et il y a, bien sûr, d'autres combinaisons possibles selon vos goûts.

INFO

Les fruits et légumes surgelés (non cuisinés) ont les mêmes qualités nutritionnelles que le frais. Ne vous en privez pas si ça peut vous faire gagner du temps.

Chorizo, pennes et champignons à la crème

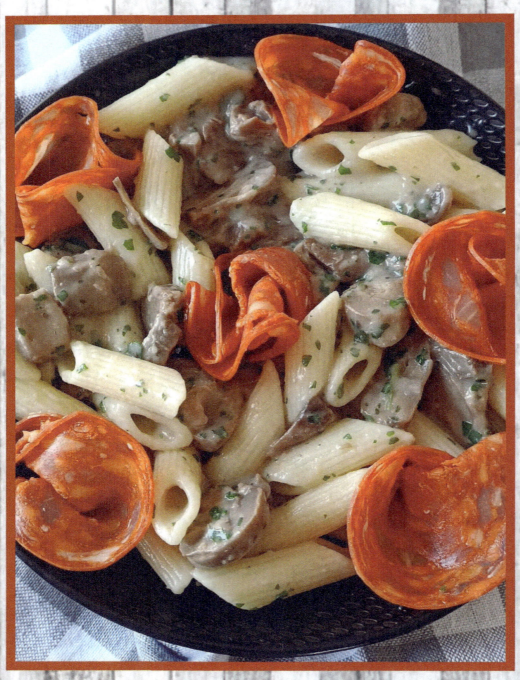

397 calories

INGREDIENTS (1 pers)

30g de chorizo

120g de pennes (au choix) cuites (40g crues)

5g de margarine

250 de champignons crus

30g de crème épaisse 12%

Ail, persil, sel et poivre

Total : 397 calories

RECETTE

Faites dorer les champignons à la poêle, avec la margarine, l'ail et le persil, jusqu'à évaporation de l'eau rendue, ajoutez la crème et assaisonnez. Faites cuire les pâtes à part puis mélangez-les aux champignons (hors feu). Ajoutez les tranches de chorizo et dégustez.

VARIANTE

Ajoutez 100ml de vin blanc ou de cidre en début de cuisson des champignons et laissez réduire totalement avant d'ajouter la crème.

Gratin de chou fleur au jambon et spaghettis de quinoa

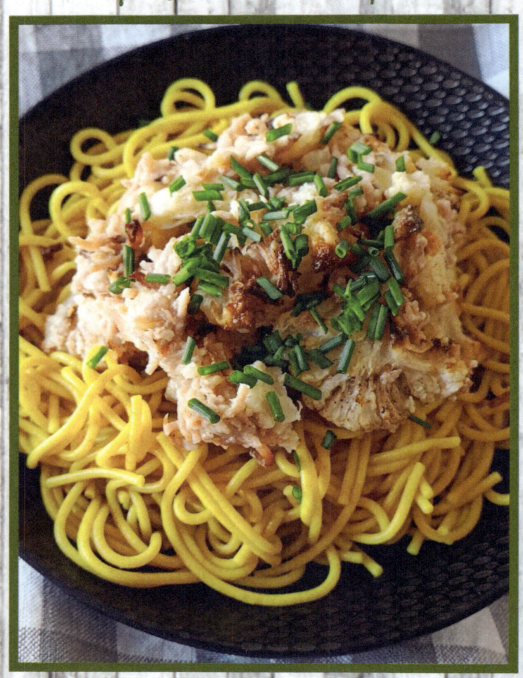

356 calories

INGREDIENTS (1 pers)

1 œuf

1 tranche de jambon blanc (ou 50g d'allumettes ou dés de jambon)

250g de chou-fleur cuit

20g de crème épaisse 4%

10g de gruyère râpé

120g de spaghettis de quinoa au curcuma (40g crus) (au rayon Bio en grandes surfaces)

Sel, poivre, ciboulette

Total : 356 calories

RECETTE

Cuire le chou-fleur à l'eau bouillante après l'avoir coupé en bouquets, jusqu'à ce qu'il soit fondant. Mélangez ensuite le jambon émietté, la crème, l'œuf, le chou-fleur et le fromage, assaisonnez. Enfournez la préparation à 180°C environ 25mn, dans un plat allant au four. Profitez de ce temps pour cuire les pâtes. Dressez ensuite votre assiette et ciselez un peu de ciboulette dessus.

VARIANTE

Vous pouvez bien sûr utilisez les spaghettis de votre choix ou changer complètement de féculent. Vous pouvez également remplacer le jambon par un poisson (50g).

Poêlée de poivrons au bacon et spaghettis de quinoa

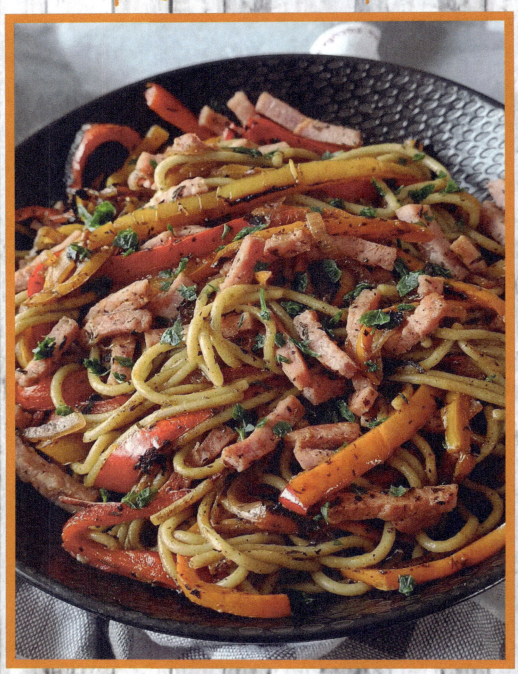

319 calories

INGREDIENTS (1 pers)

100g d'allumettes de bacon

2 poivrons (environ 200g), ce n'est pas grave du tout si vous en mettez plus

120g de spaghettis de quinoa à l'ail/persil (rayon Bio)

2 c à s de sauce soja

Persil, poivre, 1 oignon

5g de margarine

Total : 319 calories

RECETTE

Coupez les poivrons en lamelles ainsi que l'oignon puis faites-les revenir à la poêle avec la margarine, jusqu'à coloration. Ajoutez 1 verre d'eau puis laissez réduire. Incorporez le bacon, la sauce soja, le persil et assaisonnez. Laissez dorer quelques minutes à feu moyen. Cuire les pâtes et réunissez le tout dans votre assiette. C'est trop beau et super bon en plus !

INFO

Il existe, en grande surface, de la sauce soja allégée en sel.

Jambon, aubergines et spaghettis au chèvre frais

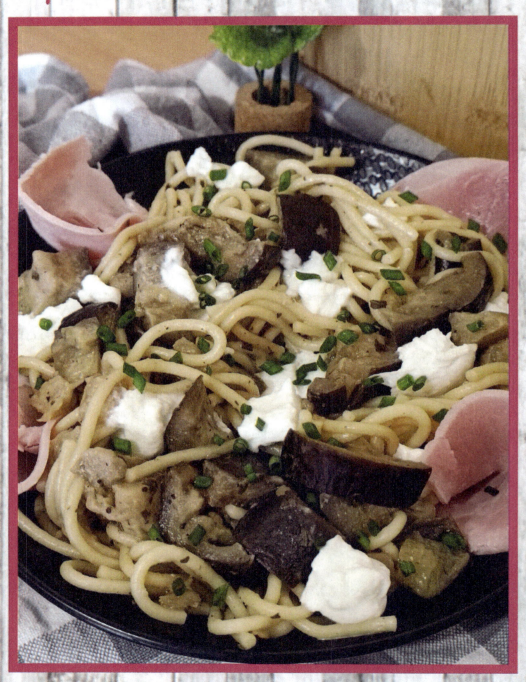

341 calories

INGREDIENTS (1 pers)

1 tranche de jambon (environ 50g)

1 aubergine crue (environ 250g)

120g de spaghettis cuits (40g crus)

30g de chèvre frais

5g de margarine

Sel, poivre et ciboulette

Total : 341 calories

RECETTE

Faites dorer l'aubergine émincée à la poêle, à feu doux, avec la margarine puis ajoutez 1 verre d'eau et laissez mijoter jusqu'à ce que l'aubergine soit fondante. Cuire les pâtes selon vos habitudes puis dressez votre assiette en y ajoutant le jambon et le chèvre frais émietté. Assaisonnez à votre convenance et dégustez.

INFO

Pour environ 64 calories supplémentaires, vous pouvez ajouter une autre tranche de jambon ou remplacer par une viande blanche si vous le souhaitez.

Escalope de veau, torsades d'épeautre, courgettes

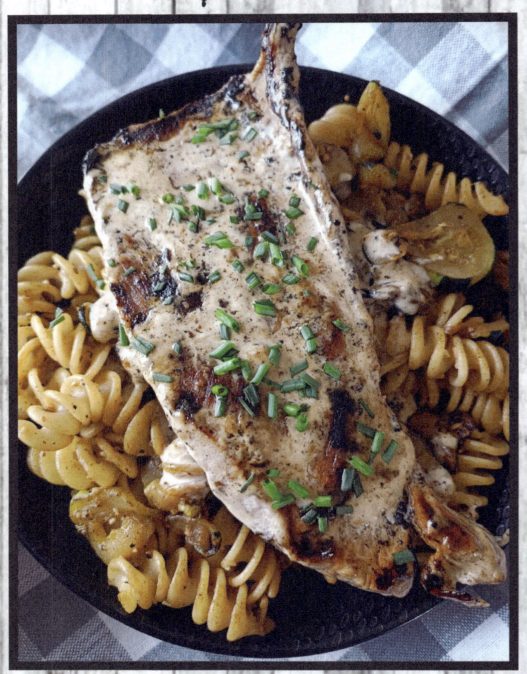

428 calories

INGREDIENTS (1 pers)

1 escalope de veau (environ 100 à 120g)

1 courgette moyenne (environ 200g crue)

10g de margarine

20g de crème 12%

120g de torsades d'épeautre cuites (40g crues)

1 échalote, ail, persil, ciboulette, sel et poivre

Total : 428 calories

RECETTE

Epluchez la courgette (ou non) en laissant une bande de peau sur deux puis laissez-la dorer à la poêle avec la margarine, l'oignon émincé et l'ail, assaisonnez et réservez. Dans la même poêle, saisissez la viande de chaque côté environ 5mn puis ajoutez la crème (hors feu), le persil, la ciboulette et assaisonnez. Cuire les pâtes séparément puis mélangez-les aux courgettes. Déposez la viande par-dessus et servez.

INFO

Torsades d'épeautre au rayon Bio en grande surface.

Choux de Bruxelles à la cancoillotte, torsades d'épeautre et jambon

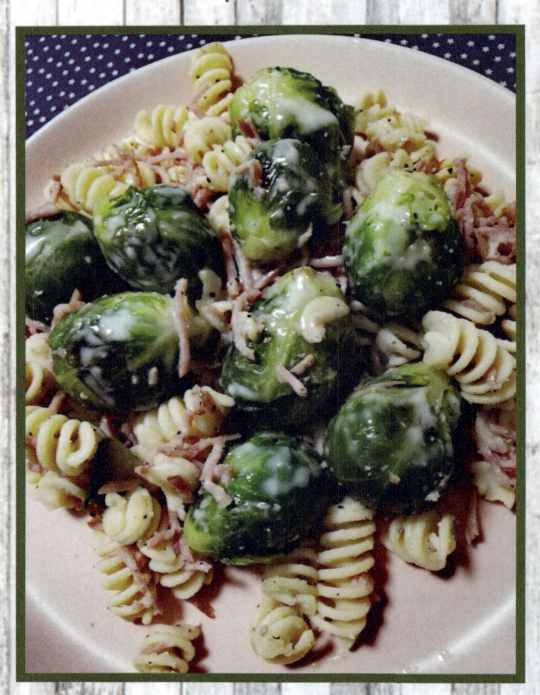

384 calories

INGREDIENTS (1 pers)

100g d'allumettes de jambon (fumé ou nature)

250g de choux de Bruxelles crus

120g de torsades d'épeautre cuites (40g crues)

5g de margarine

30g de cancoillotte à l'ail (chaude ou froide)

Sel et poivre

Total : 384 calories

RECETTE

Dans deux casseroles séparées, cuire les pâtes ainsi que les choux (jusqu'à ce qu'ils soient fondants) dans de l'eau bouillante. Réservez les pâtes et faites ensuite revenir les choux à la poêle avec la margarine, laissez dorer quelques minutes. Dressez ensuite l'assiette avec les pâtes puis les choux, assaisonnez puis ajoutez le jambon et la cancoillotte.

INFO

Il existe aussi des torsades de pois chiche, rayon Bio en grande surface.

Tournedos de dinde, torsades et carottes à la crème

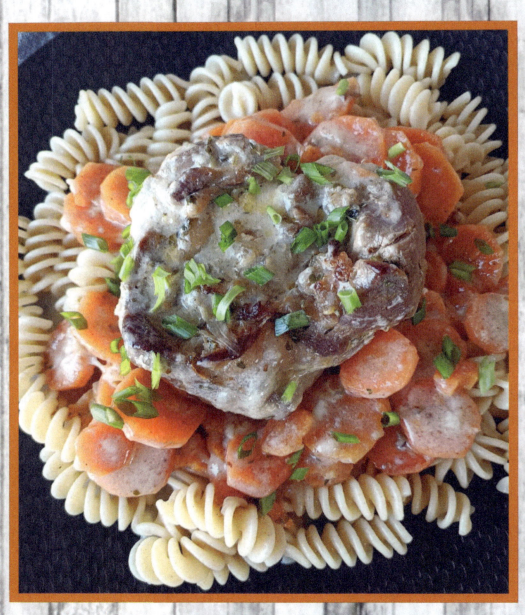

425 calories

INGREDIENTS (1 pers)

1 tournedos de dinde (environ 125g)

200g de carottes crues

120g de torsades cuites (40g crues)

10g de margarine

30g de crème liquide (ou épaisse) 12%

Sel, poivre, ciboulette

Total : 425 calories

RECETTE

Faites dorer le tournedos à la poêle avec 5g de margarine (conservez l'autre moitié) et les pâtes selon vos habitudes, réservez. Epluchez et coupez les carottes en rondelles puis faites-les cuire à la vapeur ou à l'eau bouillante selon vos goûts, croquantes ou fondantes puis faites-les sauter quelques minutes avec le reste de la margarine et la ciboulette. Ajoutez la crème, dressez votre assiette et assaisonnez selon vos goûts.

VARIANTE

Vous pouvez ajouter des épices au choix, curry ou curcuma par exemple, à la crème pour vos carottes cuites et remplacer le tournedos par 1 escalope ou 1 filet de dinde.

Torsades aux poireaux, féta et jambon

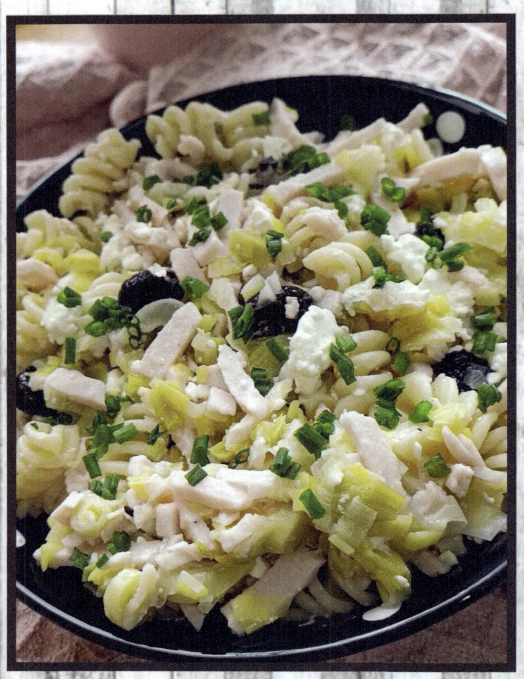

436 calories

INGREDIENTS (1 pers)

100g d'allumettes de jambon

250g de poireau cru

120g de torsades cuites (40g crues)

30g de féta (allégée ou non)

5 ou 6 olives noires

Sel, poivre, ail, ciboulette, persil, 1/2 cube bouillon de légumes

Total : 436 calories

RECETTE

Faites cuire les pâtes et les poireaux émincés ensemble et ajoutez 1/2 cube bouillon de légumes dans l'eau de cuisson. Egouttez puis mélangez avec les allumettes de jambon, la féta émiettée, les olives (facultatif) et assaisonnez à votre convenance. Régalez-vous avec cette recette toute simple mais délicieuse.

VARIANTE

Rien ne vous empêche de remplacer les torsades par du riz et le jambon par du saumon frais ou fumé (mêmes quantités).

Aiguillettes de poulet, carottes, champignons et torsades

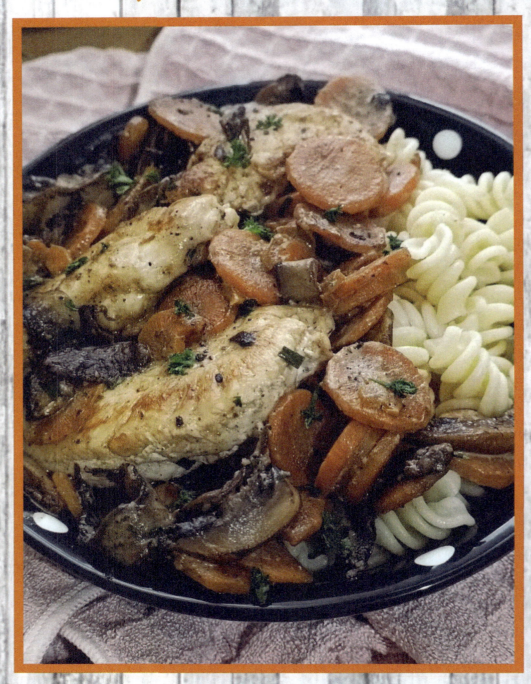

435 calories

INGREDIENTS (1 pers)

120g d'aiguillettes de poulet

150g de champignons crus

150g de carottes crues

120 de torsades cuites (40g crues)

30g de crème épaisse 4%

10g de margarine

Echalote, ciboulette, sel et poivre

Total : 435 calories

RECETTE

Cuire les pâtes et les carottes émincées, à part, et réservez. Lavez et émincez les champignons puis faites-les dorer à la poêle, avec 5g de margarine et l'échalote jusqu'à ce qu'ils aient rejeté toute l'eau. Ajoutez le reste de margarine et les aiguillettes de poulet et poursuivez la cuisson jusqu'à ce qu'elles soient dorées. Ajoutez ensuite les carottes cuites et assaisonnez selon vos goûts. Laissez mijoter quelques minutes et versez la crème, hors feu. Procédez au dressage de l'assiette avec les pâtes puis le poulet / carottes / champignons, ciselez quelques brins de ciboulettes sur le dessus et dégustez.

VARIANTE

Vous pouvez également tester cette recette avec d'autres légumes et/ou viandes.

Salade saumon, haricots verts et pommes de terre

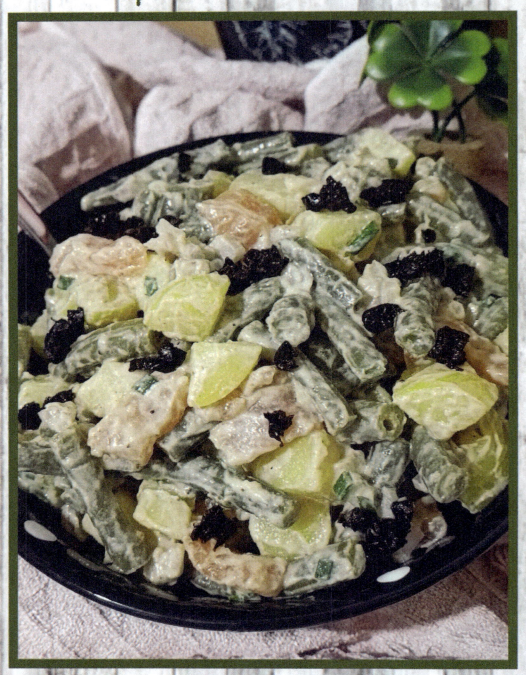

443 calories

INGREDIENTS (1 pers)

90g de saumon fumé

200g de pommes de terre cuites

200g d'haricots verts (frais ou surgelés) cuits

5 ou 6 olives noires

> Total : 363 calories

Pour la sauce :

50g de fromage blanc 0%

2 c à c de vinaigre Balsamique

1 c à c de moutarde

1/2 jus de citron frais

1 oignon émincé, ciboulette, sel et poivre

> Total : 80 calories
>
> Total 1 + 2 : 443 calories

RECETTE

Rien de plus simple ! Mélangez tous les ingrédients et nappez avec la sauce maison. Bon appétit !

VARIANTE

Remplacer le saumon par du thon et les haricots verts par des asperges par exemple.

Piémontaise maison

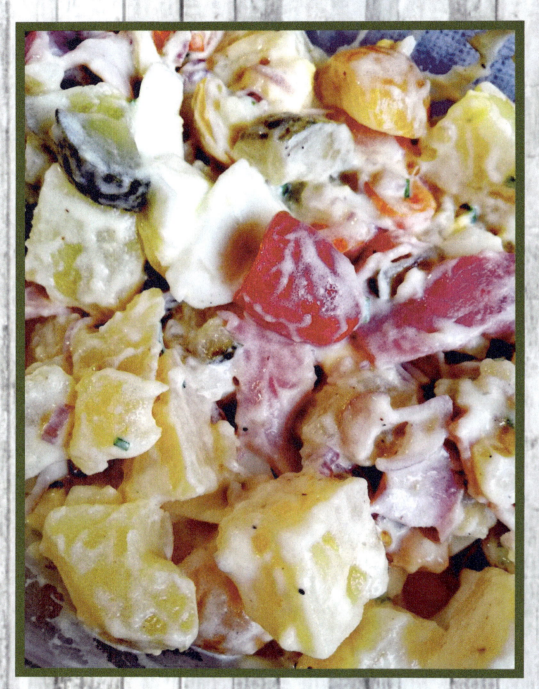

397 calories

INGREDIENTS (1 pers)

1 œuf dur

1 tranche de jambon blanc

200g de tomates

5 cornichons

200g de pommes de terre cuites

Sauce :   100g de fromage blanc 0%

1 c à c de moutarde

1 échalote, ciboulette, sel et poivre

1 jus de citron (facultatif)

Total : 397 calories

RECETTE

Faites cuire l'œuf et les pommes de terre (épluchées) dans l'eau bouillante, l'œuf doit être dur et les pommes de terre fondantes. Coupez ensuite le jambon, les tomates, les cornichons, l'œuf et les pommes de terre en morceaux, peu importe que ce soit en triangle, en carré ou en pyramide, le principal c'est que ce soit bon et efficace… Mais revenons à notre petite salade… Pour la sauce : mélangez le fromage blanc avec la moutarde, l'échalote émincée, la ciboulette ciselée, le jus de citron, le sel et la poivre. Versez sur la salade et dégustez frais.

VARIANTE

Remplacez le jambon blanc par du jambon Serrano et les pommes de terre par 150g de quinoa cuit (50g cru) ou par 60g de thon et 150g de lentilles cuites. Les variantes sont multiples aussi bien pour cette salade que pour la plupart des menus. Osez et amusez-vous…

Chou farci au boeuf et écrasé de pommes de terre

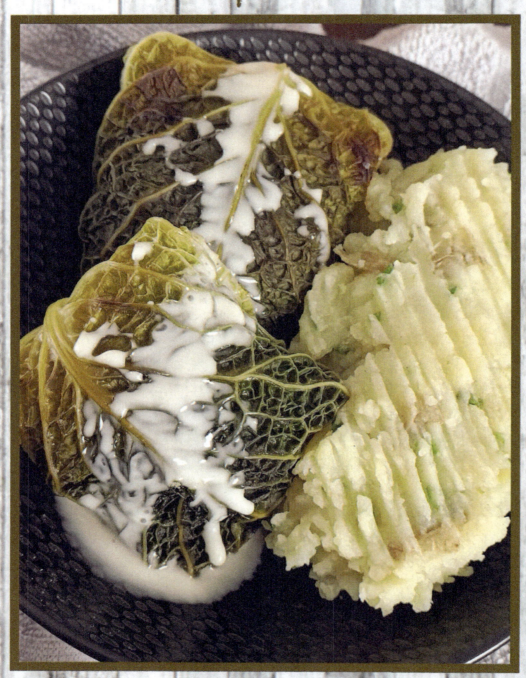

448 calories

INGREDIENTS (1 pers)

2 feuilles de choux frisé

100g de bœuf haché 5%

1 œuf cru

1 échalote, 1 c à c de curry, ail, herbes de Provence, sel et poivre

150g de pommes de terre cuites

20g de cancoillotte à l'ail (ou au choix)

Pour 1 feuille farcie : 134 calories

Total repas : 448 calories

RECETTE

Blanchissez les feuilles de choux à l'eau bouillante, environ 20mn et réservez. Mélangez le bœuf haché, l'œuf, l'échalote, les herbes de Provence, l'ail, le curry, le sel et le poivre puis formez deux boules égales avec la préparation. Déposez le mélange au centre de chaque feuille et refermez-les. Déposez les feuilles farcies dans un plat avec 1 verre d'eau et enfournez à 180°C environ 25mn. Pendant ce temps, faites cuire les pommes de terre à l'eau ou à la vapeur puis écrasez à l'aide d'une fourchette, assaisonnez. Nappez les feuilles farcies avec la cancoillotte avant de servir.

ASTUCE

Vous pouvez augmenter les quantités pour avoir des feuilles de chou farcies à l'avance et les congeler.

Steak haché, haricots verts et smashed potatoes

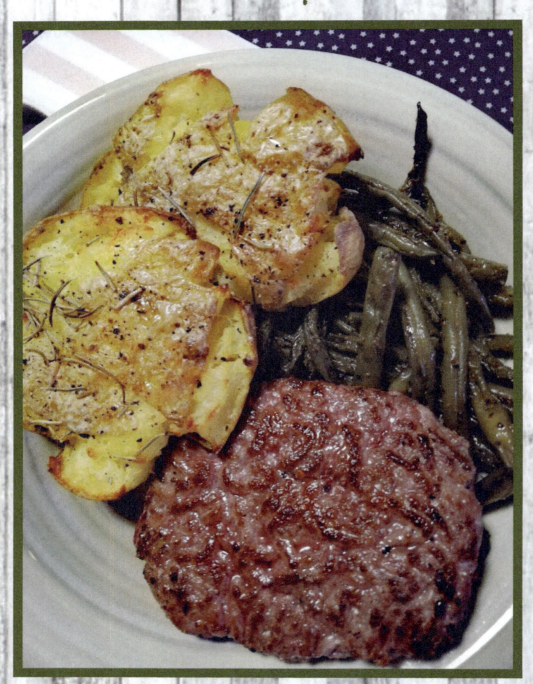

353 calories

INGREDIENTS (1 pers)

1 steak haché de bœuf 5%

200g d'haricots verts (frais, surgelés ou conserve)

150g de pommes de terre

5g de margarine

1 c à c d'huile d'olive

Ail, romarin, thym, sel et poivre

Total : 353 calories

RECETTE

Lavez les pommes de terre car il faut conserver la peau. Faites-les cuire telles quelles dans l'eau bouillante environ 25mn. Elles ne doivent pas être trop molles au centre. A l'aide d'une assiette, appuyez fermement sur les pommes de terre de façon à former d'épaisses galettes. Badigeonnez ensuite avec l'huile d'olive chaque galette, saupoudrez d'ail, de romarin, de thym et assaisonnez. Enfournez à 200°C environ 25mn (selon les fours). Il ne vous reste plus qu'à cuire le steak et les haricots avec la margarine, selon vos habitudes et à servir avec les smashed popatoes.

VARIANTE

Elle vous attend page suivante.

INFO

150g de mashed potatoes = 161 calories. C'est utile à savoir pour composer un menu de votre choix avec cette petite recette.

Jambon à poêler, endives et smashed potatoes

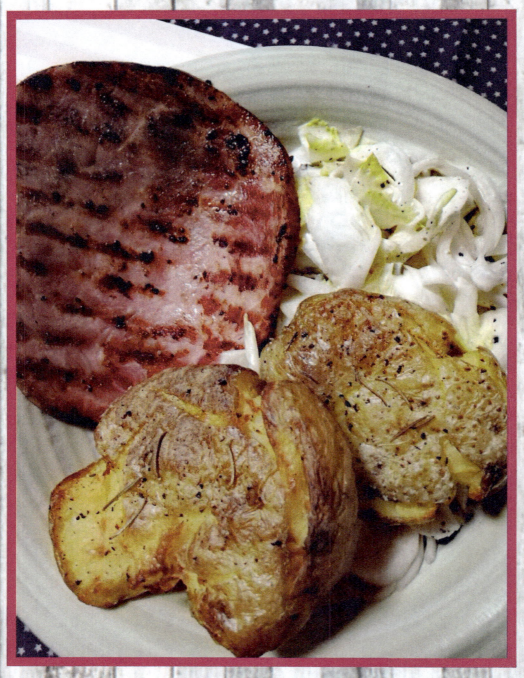

430 calories

INGREDIENTS (1 pers)

1 tranche de jambon à griller (120g)

1 grosse endive (ou 2 petites) (environ 200g)

2 smashed potatoes (150g)

5g de margarine

20g de sauce crudités légère (Bénédicta®)

Sel et poivre

Total : 430 calories

RECETTE

Grillez le jambon à la poêle avec la margarine, 3 à 4mn de chaque côté et réservez. Coupez l'endive et assaisonnez-la avec la sauce légère. Servir avec le jambon grillé et des smashed potatoes (dont vous trouverez la recette page précédente).

VARIANTE

Avec de l'endive cuite et braisée par exemple ou un autre légume.

INFO

Vous pouvez, bien sûr, utiliser une vinaigrette de votre choix.

Jambon à poêler, champignons farcis au Bleu, tomates, pommes de terre

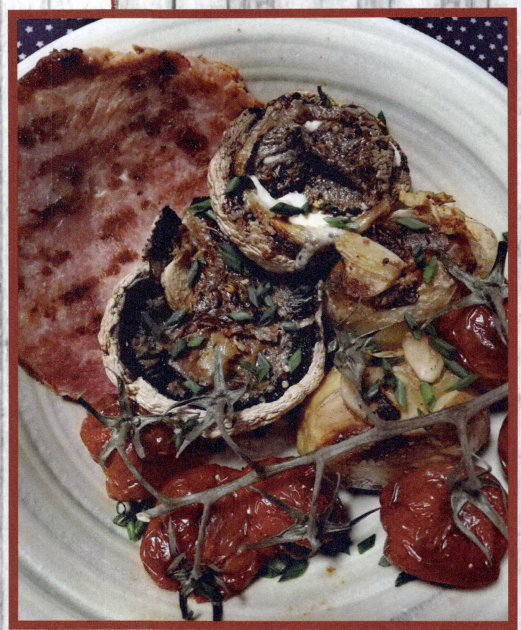

461 calories

INGREDIENTS (1 pers)

1 tranche de jambon à griller

5g de margarine

2 champignons à farcir (environ 100g)

120g de tomates

120g de pommes de terre crues

30g de Bleu + 20g de crème épaisse 4%

Ail, herbes de Provences, ciboulette, sel et poivre

Total : 461 calories

RECETTE

Commencez par laver les champignons et enlever les pieds. Déposez 10g de crème + 15g de Bleu dans chacun et enfournez à 180°C environ 25mn avec les tomates, les herbes de Provence, sel et poivre. Pendant ce temps, cuire les pommes de terre à l'eau bouillante, 30 à 35mn, puis faites-les dorer à la poêle avec l'ail et le jambon, dans la margarine. Récupérez les champignons et les tomates cuits, dressez votre assiette et ciselez un peu de ciboulette dessus.

INFO

Précuire les champignons vides, au four, si vous les préférez moins croquants.

VARAINTE

Remplacez le Bleu par un fromage de votre choix, même quatité.

Steak haché, spaghettis complets et champignons farcis au Bleu

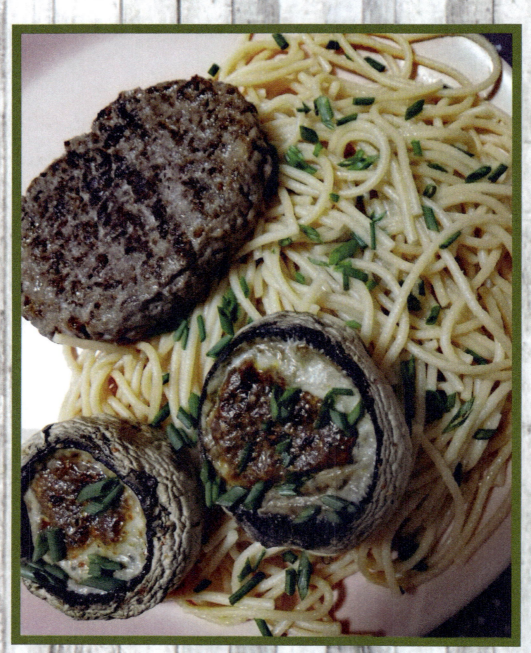

423 calories

INGREDIENTS (1 pers)

1 steak haché de bœuf 5%

5g de margarine

120g de spaghettis complets cuits (40g crus)

2 champignons farcis (recette page précédente)

Sel, poivre, ciboulette et/ou épices et aromates au choix

Total : 423 calories

RECETTE

Préparez les champignons selon la recette. Poêlez le steak avec la margarine, cuisson selon vos goûts. Cuire les spaghettis, à part, au moins 10mn pour les complets. Servez le tout, ensemble, et assaisonnez à votre convenance.

VARIANTE

Vous pouvez évidemment remplacer le steak par une viande blanche et les spaghettis par un autre féculent ou légumineuse.

Boeuf haché, endives au soja et spaghettis complets

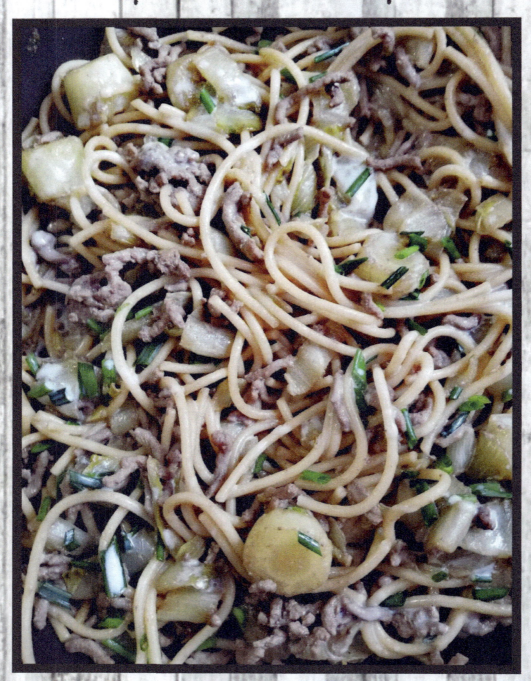

387 calories

INGREDIENTS (1 pers)

120g de bœuf haché 5%

1 grosse endive (ou 2 petites ou plus si vous le souhaitez. L'endive est une de nos alliées, comme beaucoup de crudités et légumes d'ailleurs…)

150g de spaghettis complets cuits (50g crus)

10g de margarine

2 c à s de sauce soja (30ml)

1 oignons, sel, poivre, ciboulette (épices et/ou aromates au choix)

Total : 387 calories

RECETTE

Lancez la cuisson habituelle des pâtes. Pendant ce temps, coupez l'endive en morceaux et faites-la revenir à la poêle avec l'oignon émincé et 5g de margarine jusqu'à légère coloration. Ajoutez 1/2 verre d'eau, la sauce soja et laissez réduire jusqu'à évaporation complète. Ajoutez la margarine restante, le bœuf haché et les spaghettis cuits et assaisonnez à votre convenance. Ciselez quelques brins de ciboulette sur le dessus et laissez mijoter jusqu'à cuisson complète de la viande. Remuez de temps en temps et le tour est joué !

INFO

Pour chaque menu, vous pouvez replacer les féculents par des légumineuse par exemple : lentilles, pois-chiches, flageolets, etc.

VARIANTE

Amusez-vous à en créer une avec un autre légume.

Endives au jambon, semoule semi-complète

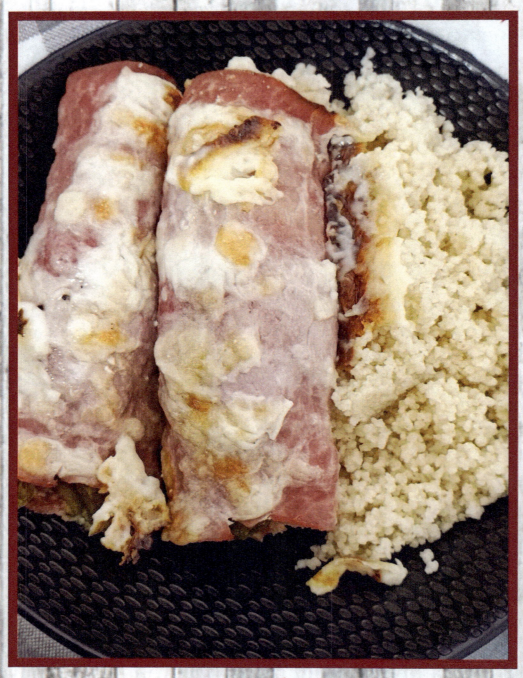

414 calories

INGREDIENTS (1 pers)

2 tranches de jambon blanc

2 endives moyennes cette fois ! (environ 300g)

120g de semoule semi-complète cuite (40g crue)

30g de crème épaisse 4%

20g de chèvre (bûche)

1/2 cube bouillon de légumes, poivre

Total : 414 calories

RECETTE

Cuire les endives dans 500ml d'eau bouillante et le cube bouillon, environ 20mn. Prélevez les endives en conservant le bouillon de cuisson et versez-le sur la semoule crue pour la faire gonfler (ça assaisonnera en même temps !). Dans un plat, poivrez les endives (déjà salée par le bouillon), enroulez une tranche de jambon sur chacune d'elles, répartissez la crème et le chèvre émietté dessus et enfournez à 180°C environ 20mn.

VARIANTE

Remplacez la crème par du coulis de tomates, le jambon blanc par du jambon cru et le chèvre par de la mozzarella râpée. Faites griller 40g de pain et dégustez !

ASTUCE

Utilisez l'eau de cuisson de vos légumes pour cuire vos pâtes/riz et autres féculents, c'est économique et encore plus savoureux.

Brocoli sauté aux cacahuètes, riz Thaï et poulet

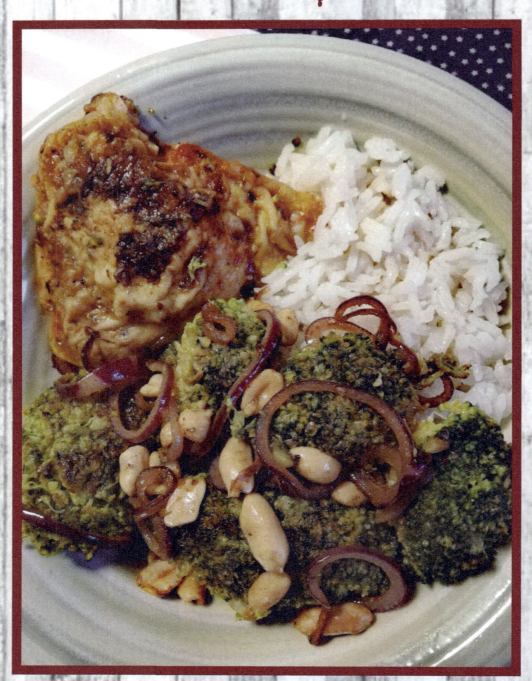

442 calories

INGREDIENTS (1 pers)

1 haut de cuisse de poulet (environ 80g)

250g de brocoli cru

100g de riz Thaï cuit (30g cru)

5g de margarine

15g de cacahuètes non salées

2 c à s de sauce soja (30ml)

1 oignon, sel et poivre, épices ou aromates au choix

Total : 442 calories

RECETTE

Cuire le haut de cuisse selon votre habitude. Moi, c'est au four, sans matière grasse, juste 1 verre d'eau + 1 c à c de fond de veau. Détaillez le brocoli en bouquets et plongez-les dans une casserole d'eau bouillante environ 20mn. Dans une poêle chaude, faites ensuite sauter le brocoli cuit avec l'oignon, la margarine, la sauce soja et les cacahuètes jusqu'à coloration. Cuire le riz, à part, puis dressez votre assiette. Ce menu est un voyage.

PETITE CONFESSION

Moi qui ne suis pas fan du tout du brocoli, j'adore cette recette !

VARIANTE

Je vous conseille également d'essayer avec du riz Thaï au jasmin (grande surface).

Oeufs au plat, tagliatelles et brocoli à la crème

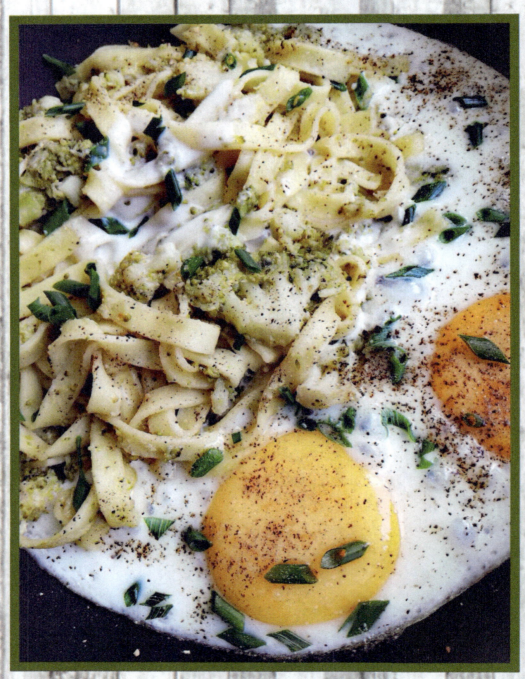

418 calories

INGREDIENTS (1 pers)

2 œufs

250g de brocoli cru

120g de tagliatelles cuites (40g crues)

5g de margarine

20g de crème 12%

Ciboulette, sel et poivre

Total : 418 calories

RECETTE

Rien de plus simple que cette assiette ! Tout d'abord, cuire les pâtes et réservez. Coupez le brocoli cru en petits bouquets puis plongez-le dans une casserole d'eau bouillante environ 20mn. Dans une poêle chaude, lancez la cuisson des œufs au plat (ou brouillés si vous préférez), ave la margarine. Ajoutez les pâtes cuites puis le brocoli et nappez de crème. Assaisonnez à votre convenance, ciselez quelques brins de ciboulette et laissez mijoter jusqu'à cuisson complète des œufs.

ASTUCE

Ultra simple et rapide, cette recette est idéale lorsque l'on n'a pas envie de cuisiner.

Crevettes au citron et fondue de poireaux

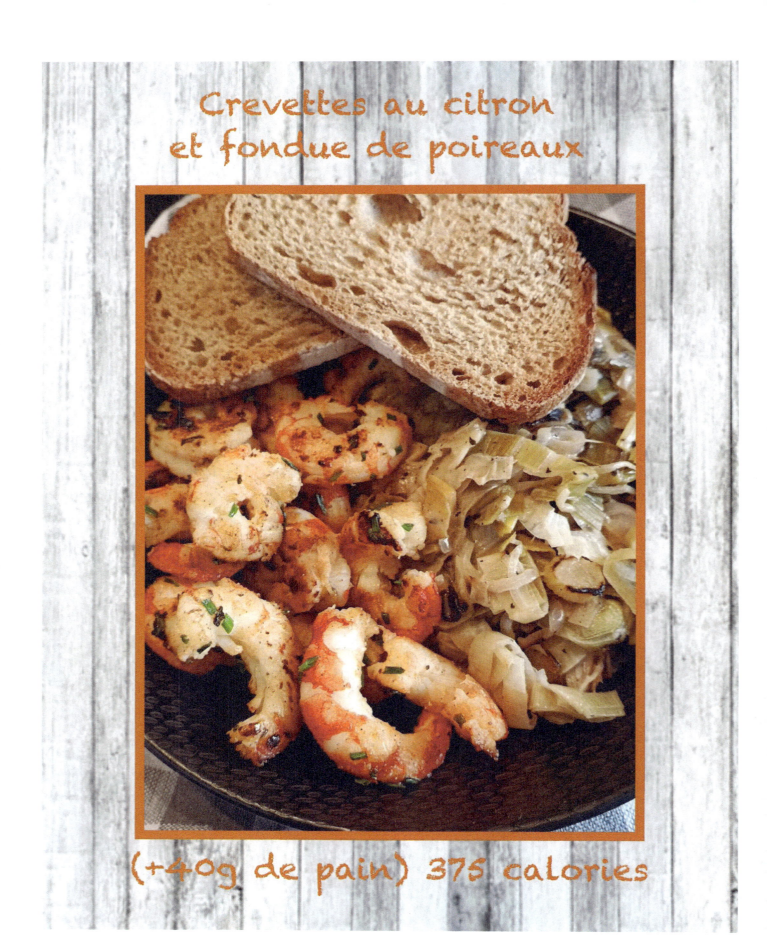

(+40g de pain) 375 calories

INGREDIENTS (1 pers)

125g de crevettes décortiquées (fraîches, surgelées ou en parquette)

300g de poireau cru

10g de margarine

30g de crème épaisse 4%

50ml de vin blanc

1 jus de citron

1 oignon, 1 échalote, ail, ciboulette, sel et poivre

40g de pain d'épeautre (ou au choix)

Total : 375 calories

RECETTE

Lavez le poireau et le découpez-le en fines rondelles. Faites-le revenir quelques minutes, à la poêle avec la moitié de la margarine, l'oignon et l'échalote émincés, sel et poivre. Ajoutez le vin blanc + 1/2 verre d'eau et laissez réduire à feu doux. Pendant ce temps, snackez les crevettes rapidement dans une (autre) poêle chaude avec le reste de margarine, le jus de citron, la ciboulette et l'ail. Réservez les crevettes et versez ensuite la crème sur les poireaux, mélangez et laissez mijoter à feu doux environ 5mn. Grillez 2 tranches de pain et dressez votre assiette.

INFO

L'alcool cuit ne contient plus de calories, bonne nouvelle ça non ? Vous pouvez remplacer le pain par un autre féculent.

Filet mignon de porc, rigatonis et purée de potiron

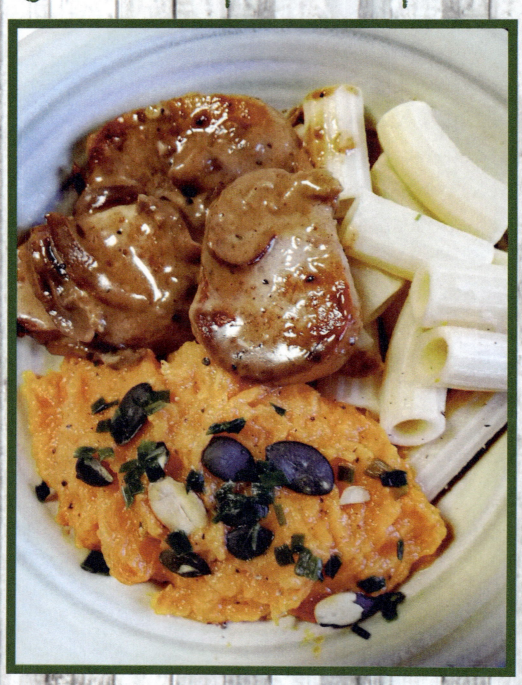

435 calories

INGREDIENTS (1 pers)

120g de filet mignon

5g de margarine

30g de crème épaisse

200g de potiron (cru)

120g de rigatonis cuites (40g crues)

Sel, poivre, persil, graines de courges (facultatif)

Total : 435 calories

RECETTE

Détaillez le filet mignon en médaillons (congelez l'excédent si nécessaire pour une autre préparation) et faites-le dorer, à la poêle, avec la margarine, salez et poivrez. Hors feu, ajoutez la crème (+ quelques pincées de fond de veau pour plus de saveur si vous le souhaitez) et réservez. Faites cuire les pâtes selon vos habitudes et le potiron, épluché et coupé en morceaux, à part, jusqu'à ce qu'il soit fondant. Ecrasez-le ensuite, à l'aide d'une fourchette, assaisonnez selon vos goûts puis agrémentez de persil et de graines de courges. Il ne vous reste plus qu'à dresser votre assiette et vous régaler.

VARIANTE

Vous pouvez, évidemment, remplacer le filet mignon par une autre viande ou poisson.

Gratin de potiron, jambon cru, Bleu et noisettes

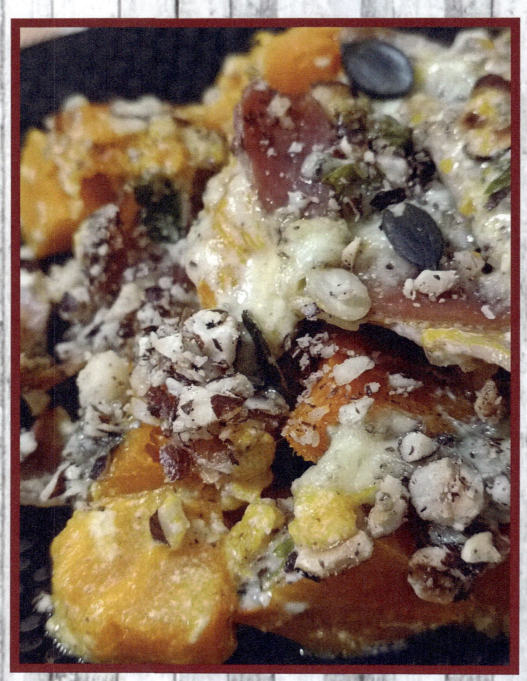

(+100g de riz cuit) 391 calories

INGREDIENTS (4 parts)

700g de potiron

100g de jambon cru

200g de crème épaisse 4%

60g de Bleu d'Auvergne

30g de noisettes concassées

Noix de muscade, persil, sel et poivre

Graines de courges (facultatif)

100g de riz complet cuit (30g cru)

Total 1/4 : 235 calories

Total avec le riz : 391 calories

RECETTE

Epluchez et coupez le potiron en morceaux puis faites-le cuire à l'eau bouillante ou à la vapeur, environ 20mn. Pendant ce temps, mélangez la crème avec 1 c à c de noix de muscade, le persil, le sel et le poivre. Dans un plat, déposez ensuite le potiron cuit, ainsi que 100g de morceaux de jambon cru (ou au choix), assaisonnez à votre convenance puis versez la crème. Emiettez le Bleu et les noisettes sur le dessus (et les graines de courges si vous le souhaitez) et enfournez à 180°C environ 35mn.

INFO

Bien évidemment, vous pouvez diminuer les quantités pour 1 personne ou suivre la recette et congeler le reste pour un autre repas.

VARIANTE

A réaliser avec une autre courge (butternut par exemple) et un fromage de votre choix.

MENUS DE LA SEMAINE

Lundi

midi page :

soir page :

Mardi

midi page :

soir page :

Mercredi

midi page :

soir page :

Jeudi

midi page :

soir page :

Vendredi

midi page :

soir page :

Samedi

midi page :

soir page :

Dimanche

midi page :

soir page :

La p'tite citation de la semaine

> Il n'y a qu'une façon d'échouer, c'est d'abandonner avant d'avoir réussi

MENUS DE LA SEMAINE

Lundi
midi page :

soir page :

Mardi
midi page :

soir page :

Mercredi
midi page :

soir page :

Jeudi
midi page :

soir page :

Vendredi
midi page :

soir page :

Samedi
midi page :

soir page :

Dimanche
midi page :

soir page :

La p'tite citation de la semaine

> La vie c'est comme une bicyclette : il faut avancer pour ne pas perdre l'équilibre

NOTES PERSONNELLES

LES POTIONS DÉTOX

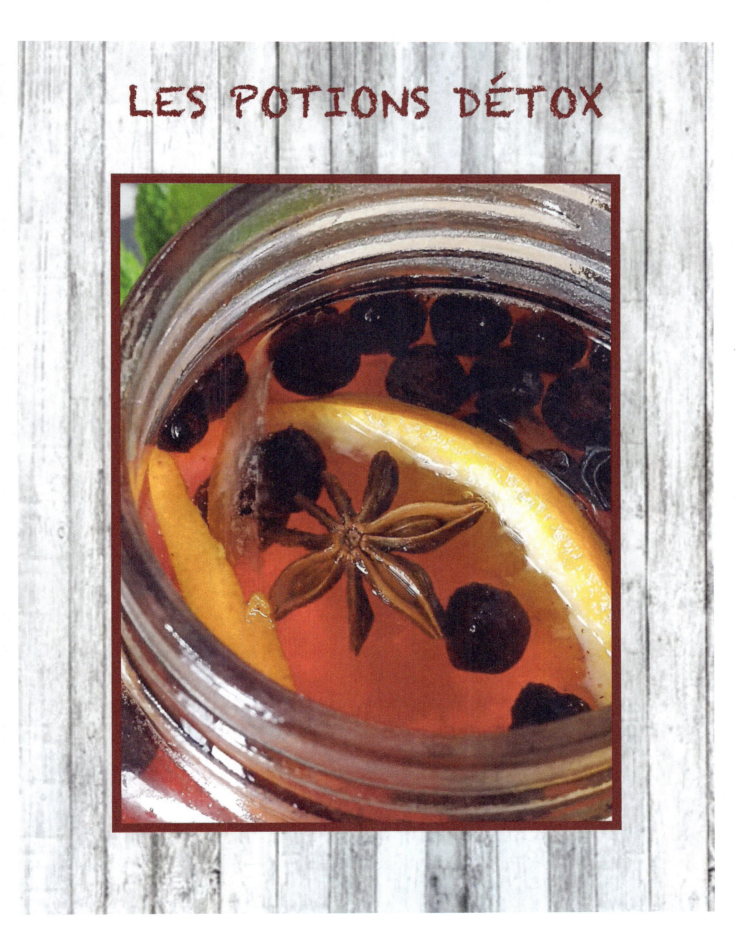

L'acidulée

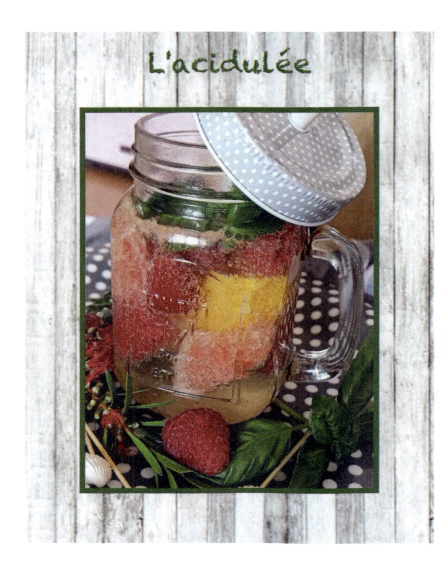

INGREDIENTS

350ml d'eau gazeuse

6 à 8 framboises fraîches

2 quartiers d'orange

3 quartiers de pamplemousse

4 feuilles de basilic frais

RECETTE (pour une chope)

Coupez les quartiers d'agrumes en plusieurs morceaux puis laissez infuser tous les ingrédients dans l'eau gazeuse, minimum 2 heures, au frigo. A boire tout au long de la journée, sans changer les fruits, en remettant de l'eau au fur et à mesure.

VARIANTE

Utilisez de l'eau plate et/ou remplacez le basilic par de la menthe fraîche.

La chaleureuse

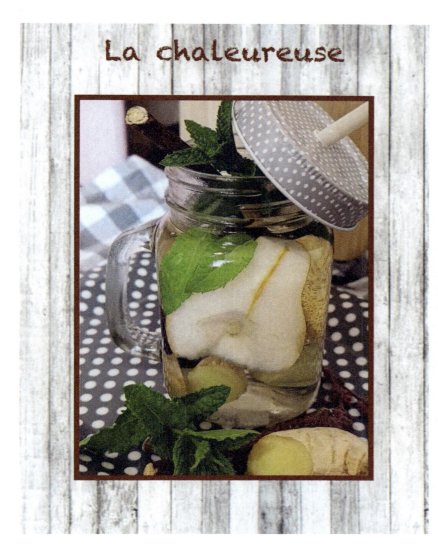

INGREDIENTS

350ml d'eau

1 poire

3 rondelles de gingembre

1 bâtonnet de réglisse

4 à 6 feuilles de menthe fraîche

RECETTE (pour une chope)

Dans une casserole, portez à ébullition 350ml d'eau ainsi que le bâtonnet de réglisse. Laissez refroidir puis ôter le bâtonnet. Versez l'eau infusée dans une chope avec la poire coupée en deux, le gingembre et la menthe. 2 heures au frigo et régalez-vous.

ASTUCE

Une fois que vous aurez terminé cette potion détox, utilisez la poire pour faire une compotée maison par exemple.

La cajoleuse

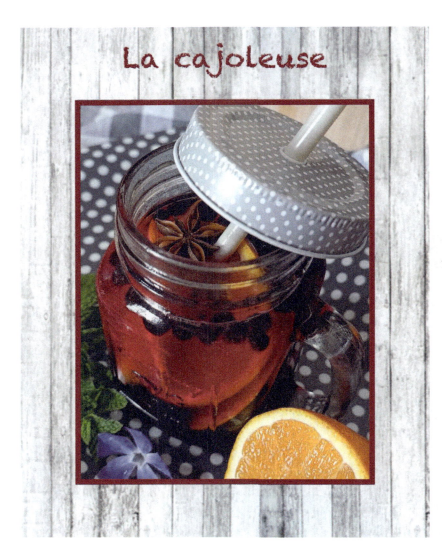

INGREDIENTS

350ml d'eau plate froide

50g de myrtilles surgelées

3 rondelles d'orange

2 fleurs de badiane

RECETTE (pour une chope)

Laissez tout simplement infuser les ingrédients, dans l'eau, minimum 2 heures au frigo.

ASTUCE

Rien ne vous empêche de déguster les fruits après avoir bu ce délicieux breuvage.

L'enfantine

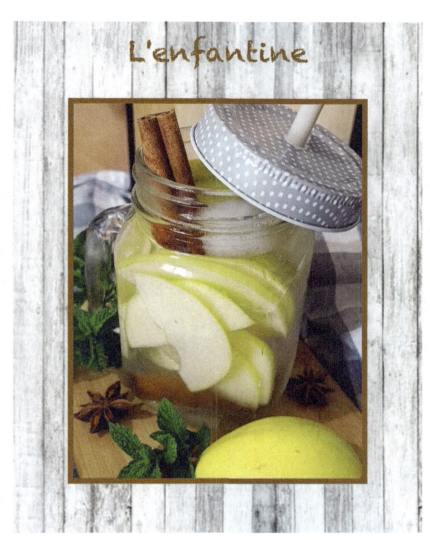

INGREDIENTS

350ml d'eau plate froide

1/2 pomme

1 bâtonnet de cannelle

2 glaçons (facultatif)

RECETTE (pour une chope)

Coupez la 1/2 pomme en fines lamelles puis laissez infuser dans l'eau avec la cannelle, minimum 2 heures au frigo.

VARIANTE

Vous pouvez également faire infuser à chaud en portant à ébullition l'eau + la pomme + le bâtonnet de cannelle.

ASTUCE

Utilisez la 1/2 pomme restante pour un smoothie par exemple.

La pétillante

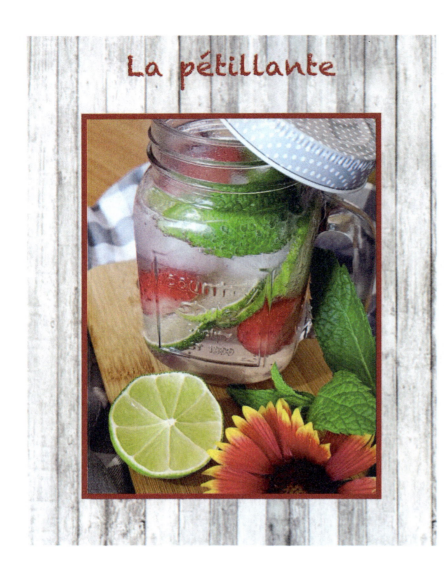

INGREDIENTS

350ml d'eau gazeuse

6 fraises

4 feuilles de menthe fraîche

1 citron vert

2 glaçons (facultatif)

RECETTE (pour une chope)

Coupez les fraises et le citron en rondelles puis laissez infuser dans l'eau, avec la menthe, minimum 2 heures au frais.

VARIANTE

Utilisez de l'eau plate, du citron jaune et du basilic à la place de la menthe.

L'ensoleillée

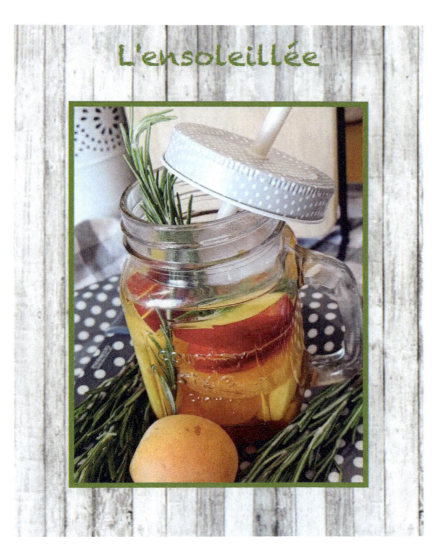

INGREDIENTS

350ml d'eau

2 abricots

1 pêche

1 ou 2 petites branches de romarin

RECETTE (pour une chope)

Coupez les abricots et la pêche en lamelles puis laissez infuser au frais dans l'eau avec le romarin, minimum 2 heures.

VARIANTE

Remplacez le romarin par du basilic ou de la menthe.

MENUS DE LA SEMAINE

Lundi
midi page :

soir page :

Mardi
midi page :

soir page :

Mercredi
midi page :

soir page :

Jeudi
midi page :

soir page :

Vendredi
midi page :

soir page :

Samedi
midi page :

soir page :

Dimanche
midi page :
soir page :

La p'tite citation de la semaine

> On n'est pas le meilleur quand on le croit, mais quand on le sait

MENUS DE LA SEMAINE

Lundi

midi page :

soir page :

Mardi

midi page :

soir page :

Mercredi

midi page :

soir page :

Jeudi

midi page :

soir page :

Vendredi

midi page :

soir page :

Samedi

midi page :

soir page :

Dimanche

midi page :

soir page :

La p'tite citation de la semaine

Vous êtes capable
de bien plus
que vous ne le pensez

NOTES PERSONNELLES

EXEMPLES DE JOURNÉES

JOURNÉE 1 (1301 calories)
*Cake au beurre de cacahuètes, jus d'orange (maison), fromage blanc 0%
*Jambon à poêler, endives et smashed potatoes
*Fondant myrtilles et citron, compote ssa
*Filet mignon de porc, rigatonis, purée de potiron

JOURNÉE 2 (1256 calories)
*Fondants façon "Kinder Bueno", framboises
*Piémontaise maison
*Panna cotta mangue, coco, vanille
*Boulettes de boeuf, courgettes et quinoa

JOURNÉE 3 (1207 calories)
*Banana bread au chocolat, yaourt à la Grecque
*Salade saumon, haricots verts et pommes de terre
*Express vanillé à la framboise
*Poêlée de poivrons au bacon et spaghettis de quinoa

JOURNÉE 4 (1214 calories)
*Cookies avoine, myrtilles et noix de pécan, fromage blanc 0%
*Thon à la tomate, champignons et pennes de sarrasin
*Fondant amande amère et cranberries
*Brocoli sauté aux cacahuètes, riz Thaï et poulet

Petit déjeuner

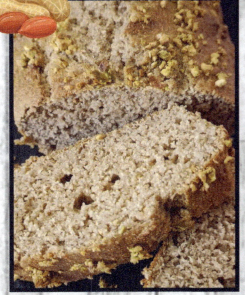

2 parts + 1 jus d'orange maison
+ 100g de fromage blanc 0%
+ 1 stick Canderel vanillé

325 calories

Midi

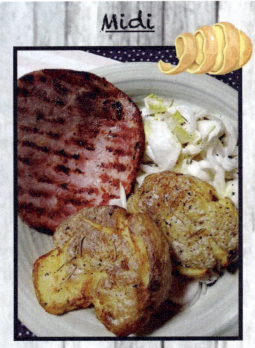

recette page 86

430 calories

Collation

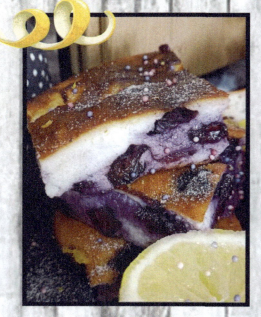

1 part + 1 compote ssa

111 calories

Soir

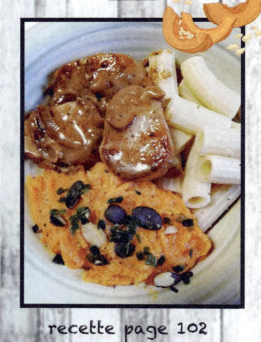

recette page 102

435 calories

Petit déjeuner

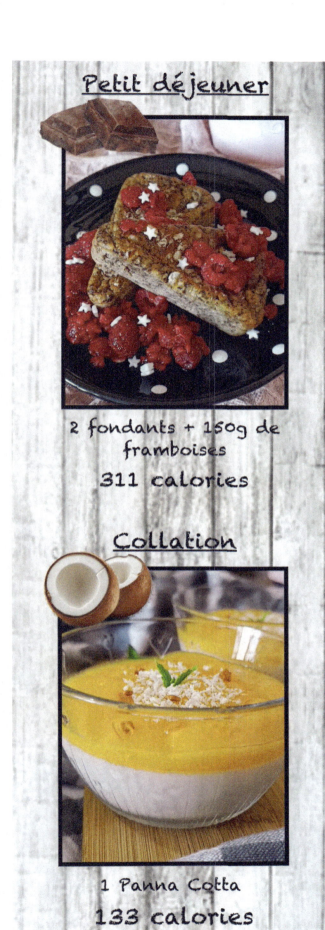

2 fondants + 150g de framboises

311 calories

Midi

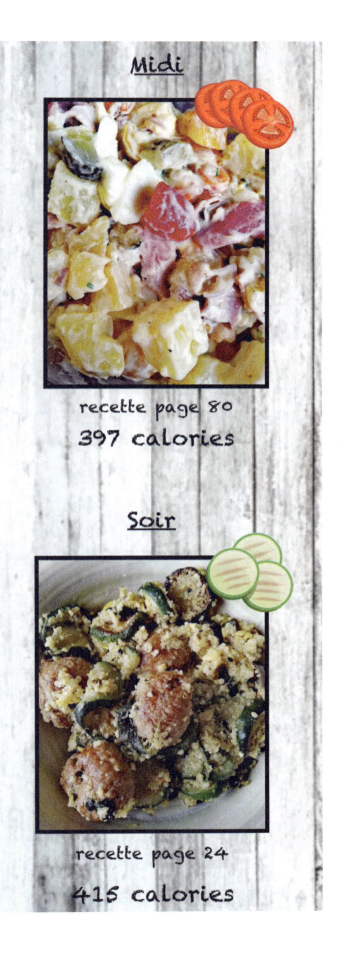

recette page 80

397 calories

Collation

1 Panna Cotta

133 calories

Soir

recette page 24

415 calories

Petit déjeuner

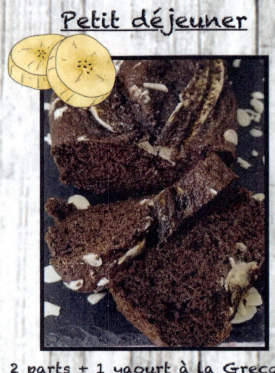

2 parts + 1 yaourt à la Grecque
+ 1 stick Canderel

333 calories

Midi

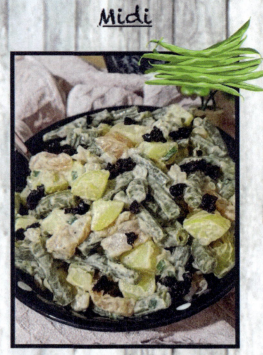

recette page 78

443 calories

Collation

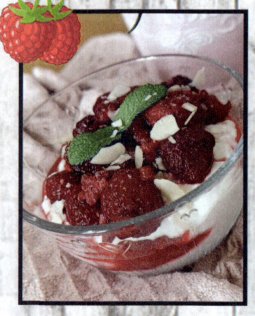

1 express

112 calories

Soir

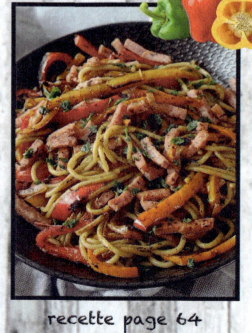

recette page 64

319 calories

Petit déjeuner

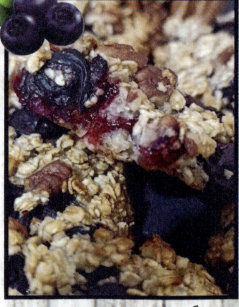

2 cookies + 200g de fromage blanc 0% + 1 stick Canderel

275 calories

Midi

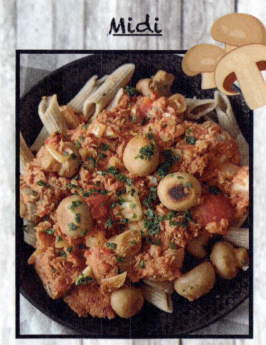

recette page 52

393 calories

Collation

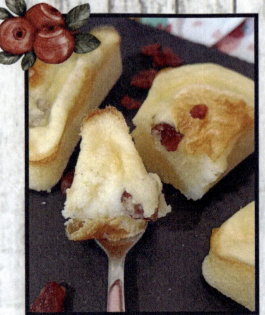

1 fondant

104 calories

Soir

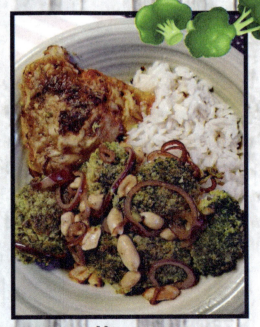

recette page 96

442 calories

Cake au beurre de cacahuètes

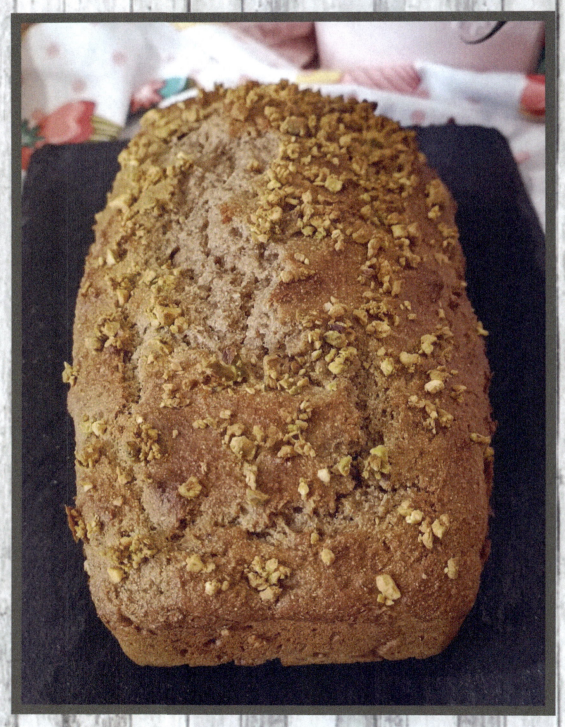

1 part = 113 calories

INGREDIENTS

2 œufs

200g de farine complète

40g de Canderel® pâtisserie (ou Stévia)

80g de compote sans sucre ajouté (ou banane écrasée)

80g de beurre de cacahuètes

1 sachet de levure chimique

1 part : 113 calories

RECETTE (pour 12 parts)

Je crois qu'on peut difficilement faire plus simple puisqu'il y a juste à mélanger tous les ingrédients puis versez la préparation dans un moule à cake et enfourner à 180°C environ 40 minutes (selon les fours).

Fondants myrtilles et citron

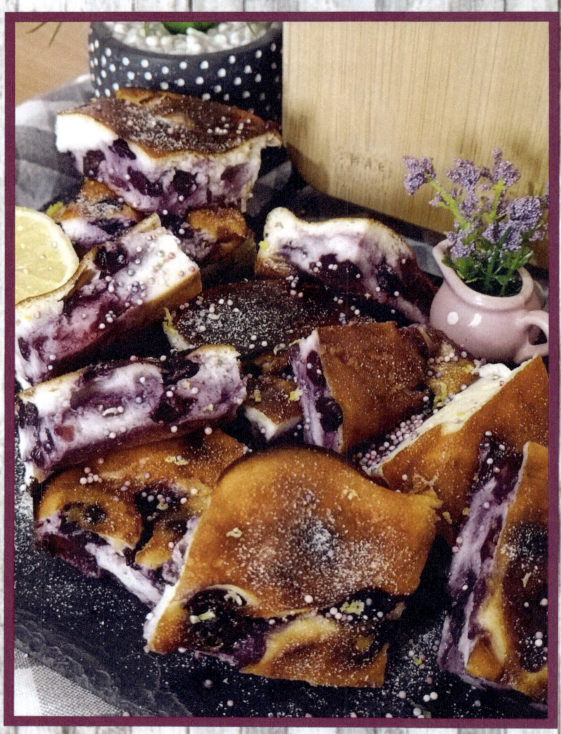

1 part = 58 calories

INGREDIENTS

3 œufs

450g de fromage blanc 0%

45g de maïzena

30g de Canderel® pâtisserie

200g de myrtilles (fraîches ou surgelées)

1 jus de citron + le zeste

1 part : 58 calories

RECETTE (pour 12 parts)

Mélangez les œufs, le fromage blanc, la maïzena, le Canderel® et les myrtilles. Ajoutez le zeste du citron ainsi que le jus. Versez la préparation dans un moule à gâteau (ou des moules individuels) et enfournez à 180°C environ 40mn.

Découpez ensuite des carrées de 5cm de côté.

INFO

Vous pouvez également déguster cette recette au petit déjeuner.

Se congèle parfaitement.

Fondants façon "Kinder Bueno"

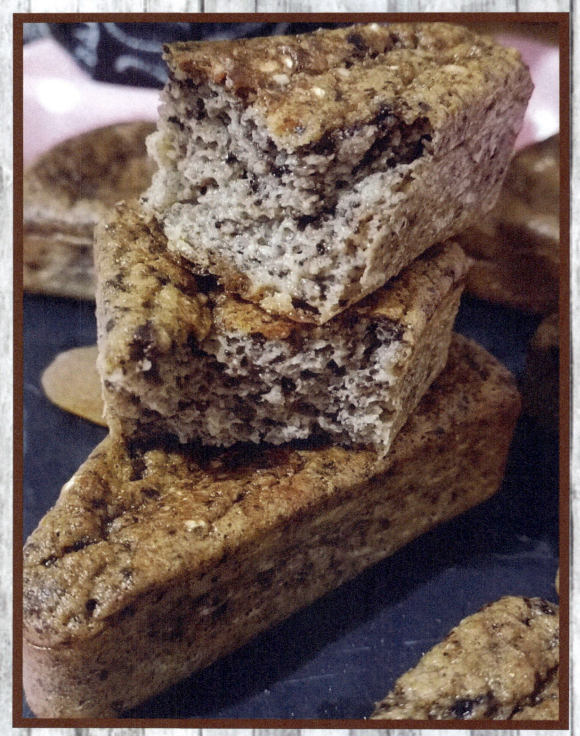

1 fondant = 122 calories

INGREDIENTS

3 œufs

150g de fromage blanc 0%

50ml de lait d'amande

20g de Stévia

40g de pétales de blé complets (sans sucre)

20g de poudre de noisette

20g de chocolat râpé 74%

1 sachet de levure chimique

1 fondant : 122 calories

RECETTE (pour 6 fondants)

Mixez les pétales de blé, râpez le chocolat puis mélangez au reste des ingrédients en commençant par les ingrédients secs.

Répartissez dans 6 moules individuels puis enfournez à 180°C environ 35mn.

Panna cotta mangue, coco, vanille

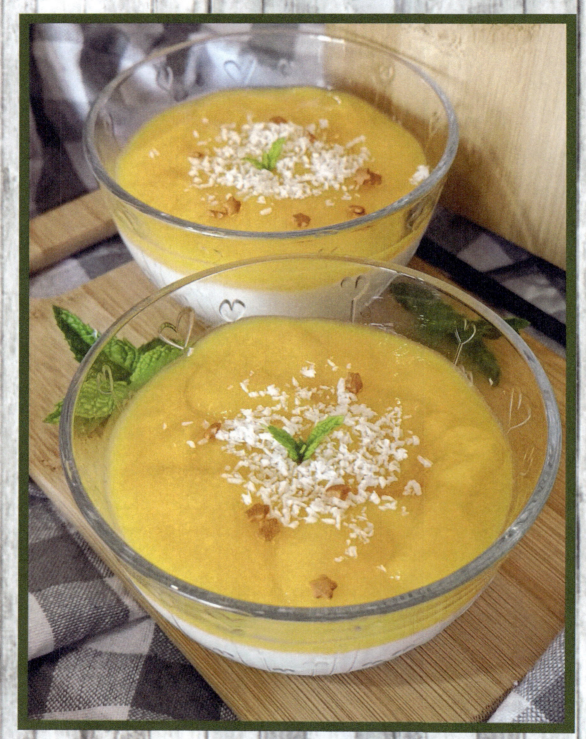

1 Panna cotta = 133 calories

INGREDIENTS

- 2g de gélatine (poudre ou feuille)
- 100g de crème épaisse 4%
- 100ml de lait de coco allégé (ou non)
- 2 sticks de Canderel® vanillé
- 150g de mangue (fraîche ou surgelée)
- 2 pincées de noix de coco râpée

1 panna cotta : 133 calories

RECETTE (pour 2 pers)

Délayez la gélatine dans 1 c à s et demi d'eau, réservez. Dans une casserole, mélangez la crème, le lait de coco, le Canderel® vanillé et portez à ébullition. Retirez la casserole du feu et incorporez la gélatine à la préparation. Versez ensuite dans 2 ramequins puis laissez figer au frigo 4h. Mixez 150g de mangue, versez sur le dessus et ajoutez 1 pincée de noix de coco râpée sur chaque panna cotta.

Dégustez très frais.

VARIANTE

Utilisez un autre fruit par exemple.

Banana bread au chocolat

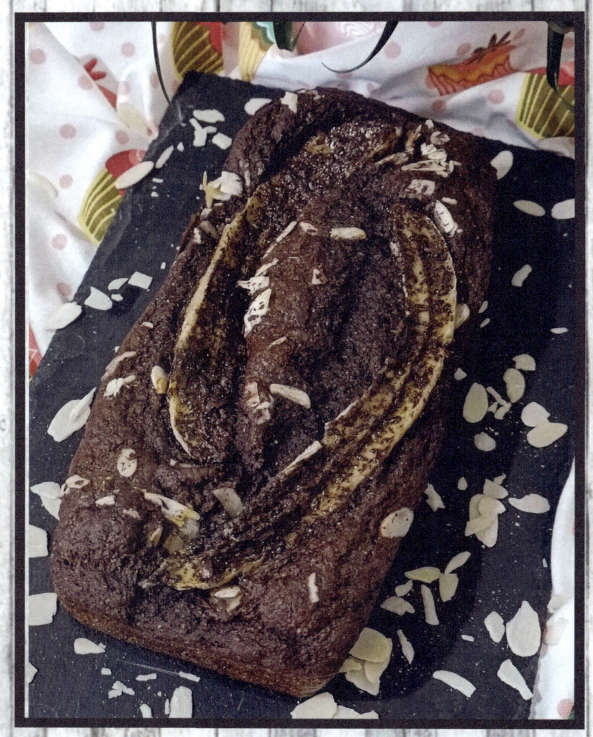

1 part = 85 calories

INGREDIENTS

2 bananes écrasées + 1 entière

2 œufs

100g de compote sans sucre ajouté

20ml de lait écrémé

20g de cacao sans sucre

30g de chocolat 74%

120g de farine complète

1 sachet de levure chimique

1 part : 85 calories

RECETTE (pour 12 parts)

Mélangez les 2 bananes avec la compote et le lait. Ajoutez la farine, les œufs, la levure, le cacao et 20g de chocolat râpé. Versez dans un moule à cake, disposez la troisième banane, coupée dans le sens de la longueur, sur le dessus puis râpez le chocolat restant.

Enfournez à 180°C environ 30mn

Express vanillé à la framboise

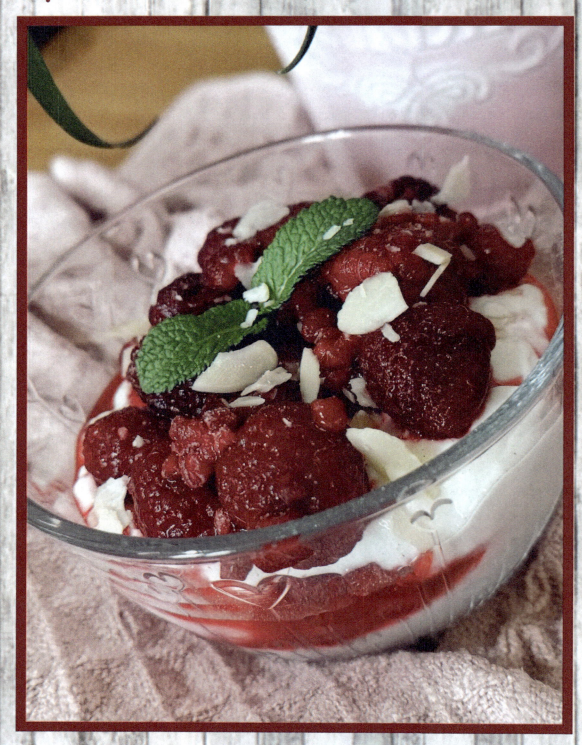

112 calories

INGREDIENTS

120g de fromage blanc 0%

100g de framboises (fraîches ou surgelées)

1/2 stick de Canderel® vanillé

1 pincée d'amandes effilées

                                      Total : 112 calories

RECETTE (1 pers)

Dans un ramequin, alternez le fromage blanc et les framboises.

Saupoudrez de Canderel® vanillé, d'une pincée d'amandes effilées et de zeste de citron si vous le souhaitez.

Cookies avoine, myrtilles et noix de pécan

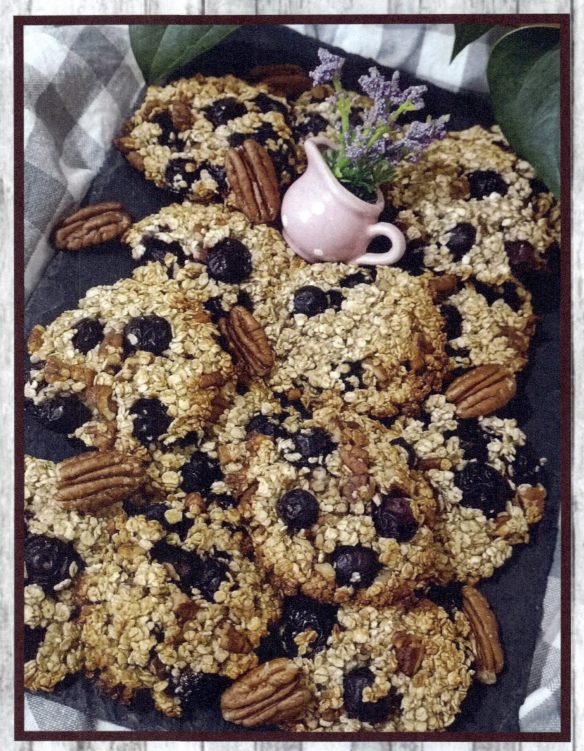

1 cookie = 88 calories

INGREDIENTS

- 150g de flocons d'avoine complets
- 150g de myrtilles (fraîches ou surgelées)
- 40g de noix de pécan concassées
- 60g de sirop d'agave (ou miel)
- 1 œuf
- 120g de compote de pommes (sans sucre ajouté)

1 cookie : 88 calories

RECETTE (pour 14 cookies)

Mélangez tous les ingrédients puis formez 14 disques avec la préparation et déposez-les sur une plaque allant au four, recouverte de papier sulfurisé.

Enfournez à 180°C environ 30mn et laissez refroidir avant de décoller les cookies.

INFO

Se conservent 3 jours à température ambiante ou au congélateur.

Vous pouvez également en déguster un en collation.

VARIANTE

Vous pouvez décliner cette recette avec un autre fruit et remplacer les noix de pécan par des noisettes ou amandes.

Fondants amande amère et cranberries

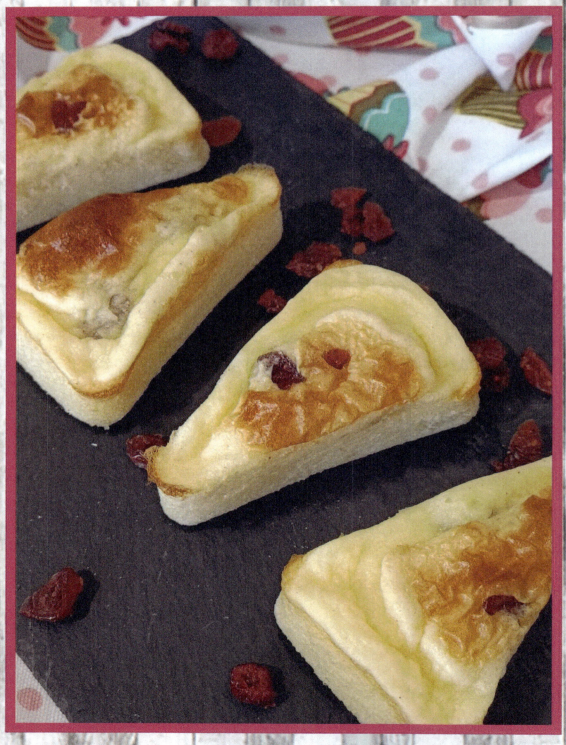

1 fondant = 104 calories

INGREDIENTS

- 3 œufs
- 1 yaourt à la grecque
- 60ml de lait écrémé
- 50g de maïzena
- 20g de Stévia
- 3 sticks de Canderel® vanillé
- 1 sachet de levure chimique
- 1 c à c d'extrait d'amande amère
- 10g de cranberries

1 fondant : 104 calories

RECETTE (pour 6 fondants)

Battez les œufs avec la Stévia, le Canderel®, le yaourt et le lait. Ajoutez la maïzena, la levure chimique et l'extrait d'amande. Versez dans 6 moules en silicone individuels ou dans un plat (22cm) sur du papier sulfurisé. Déposez les cranberries sur le dessus puis enfournez 20mn à 180°C.

TABLEAU DES CALORIES

PROTEINES ANIMALES

Allumettes de bacon, 100g : 116 calories

Allumettes de jambon, 100g : 124 calories

Boulettes de bœuf, 100g : 202 calories

Chorizo, 10g : 45 calories

Crevettes, 100g : 95 calories

Escalope de veau, 120g : 181 calories

Filet mignon de bœuf séché, 100g : 146 calories

Filet mignon de porc, 100g : 143 calories

Haut de cuisse de poulet (sans os), environ 80g : 140 calories

Médaillons, filet ou aiguillettes de poulet, 100g : 121 calories

1 œuf : 75 calories

Pavé de saumon, 100g : 176 calories

Pavé de truite, 100g : 138 calories

Thon, 100g : 115 calories

Tournedos de dinde, 100g : 105 calories

1 tranche de jambon à griller : 176 calories

1 tranche de jambon blanc : 64 calories

1 tranche de jambon cru : 46 calories

1 tranche de jambon Serrano : 46 calories

Saucisse fumée, 100g : 292 calories

Saumon fumée, 100g : 169 calories

Steak haché 5% ou bœuf haché 5%, 100g : 121 calories

Truite fumée, 100g : 155 calories

Viande des Grisons, 10g : 38 calories

LEGUMES

Asperge, 100g : 20 calories

Aubergine, 100g : 25 calories

1/2 avocat, environ 80g : 128 calories

Betterave, 100g : 43 calories

Brocoli, 100g : 29 calories

Butternut, 100g : 45 calories

Carotte, 100g : 31 calories

Céleri branche, 100g : 16 calories

Champignon, 100g : 22 calories

Chou-fleur, 100g : 25 calories

Chou de Bruxelles, 100g : 25 calories

Concombre, 100g : 15 calories

Courge spaghetti, 100g : 31 calories

Courgette, 100g : 17 calories

Endive, 100g : 20 calories

Epinard, 100g : 23 calories

Haricot vert, 100g : 24 calories

Navet, 100g : 21 calories

Poireau, 100g : 26 calories

Potiron, 100g : 38 calories

Radis, 100g : 16 calories

Sucrine, 1 tête : 18 calories

Tomate, 100g : 21 calories

FECULENTS / PAIN

Boulgour, 100g cuits : 111 calories

Farfalles à l'encre de seiche, 100g cuits : 120 calories

Maïs, 100g : 106 calories

Pain aux céréales, 40g : 112 calories

Pain complet, 40g : 96 calories

Pain d'épeautre, 40g : 102 calories

1 tranche de pain de mie complet : 86 calories

Petit pain grillé suédois : 41 calories

Patate douce, 100g : 86 calories

Pâtes classiques, 100g cuits : 120 calories

Pennes de sarrasin, 100g cuits : 118 calories

Petit pois, 100g : 87 calories

Pomme de terre, 100g : 80 calories

Quinoa, 100g cuits : 116 calories

Riz Basmati semi-complet, 100g cuits : 113 calories

Riz blanc, 100g cuits : 117 calories

Riz complet, 100g cuits : 156 calories

Riz Thaï, 100g cuits : 115 calories

Riz Thaï au jasmin, 100g cuits : 118 calories

Semoule, 100g cuits : 122 calories

Semoule complète, 100g cuits : 120 calories

Semoule semi-complète, 100g cuits : 116 calories

Spaghettis complets, 100g cuits : 115 calories

Spaghettis de quinoa, 100g cuits : 110 calories

Tagliatelles aux épinards, 100g cuits : 130 calories

Torsades d'épeautre, 100g cuits : 116 calories

1 wrap aux céréales, 21cm : 207 calories

FRUITS

1 abricot (sans noyau), environ 25 g : 12 calories

1 abricot sec : 16 calories

Ananas, 100g : 50 calories

Banane, 100g : 90 calories

Cerise, 100g : 50 calories

1 compote de pommes sans sucre ajouté, 100g : 53 calories

Fraise, 100g : 33 calories

Framboise, 100g : 45 calories

Jus d'orange frais, 100ml : 44 calories

1 jus de citron frais : 2 calories

1 kiwi : 33 calories

Mangue, 100g : 60 calories

Mélange fruits rouges (surgelés), 100g : 55 calories

Melon, 100g : 34 calories

Myrtille, 100g : 57 calories

Orange, 100g : 46 calories

1 pêche : 38 calories

Poire, 100g : 50 calories

Pomme, 100g : 53 calories

Rhubarbe, 100g : 15 calories

FROMAGES / LAITAGES

Bleu, 10g : 35 calories

Camembert Bridelight® 5%, 10g : 14 calories

Camembert classique, 10g : 29 calories

Cancoillotte, 10g : 12 calories

1 carré frais 0% ail et fines herbes : 19 calories

Chèvre allégé bûche, 10g : 22 calories

Chèvre buche, 10g : 30 calories

Chèvre frais, 10g : 16 calories

Comté, 10g : 41 calories

Crème épaisse 4%, 10g : 7 calories

Crème épaisse, 12%, 10g : 14 calories

Faisselle 0%, 100g : 32 calories

Féta, 10g : 26 calories

Féta allégée, 10g : 15 calories

Fromage blanc 0% nature, 100g : 46 calories

Fromage blanc 0% vanille, 100g : 53 calories

Gruyère, 10g : 41 calories

Lait demi-écrémé, 100ml : 46 calories

Lait écrémé, 100ml : 34 calories

Mozzarella, 10g : 28 calories

Parmesan, 10g : 39 calories

Ricotta, 10g : 12 calories

Skyr nature, 100g : 57 calories

St Moret®, 10g : 20 calories

St Moret® 8%mg, 10g : 13 calories

Yaourt à la grecque, 100g : 104 calories

Yaourt à la grecque 0%, 100g : 54 calories

MATIERE GRASSE

Beurre classique, 10g : 74 calories

Beurre 41%, 10g : 37 calories

Beurre 15%, 10g : 16 calories

Huile d'olive, 10ml : 82 calories

Huile de tournesol, 10ml : 90 calories

Margarine, 10g : 46 calories

EPICERIES

Amandes ou poudre d'amandes, 10g : 63 calories

Cacahuètes non salées, 10g : 56 calories

Cacao non sucré, 10g : 24 calories

Canderel® pâtisserie, 10g : 2 calories

Canderel® vanillé, 1 stick : 7 calories

Chocolat noir 70%, 10g : 54 calories

Concentré de tomates, 10g : 8 calories

Cornichons, 10g : 1 calorie

Coulis de tomates, 100ml : 27 calories

1/2 cube de bouillon de légumes : 6 calories

Cranberries séchées, 10g : 35 calories

Farine complète, 10g : 34 calories

Farine de blé, 10g : 35 calories

Flocons d'avoine complets, 10g : 37 calories

Lait de coco light, 100ml : 80 calories

Maïzena, 10g : 35 calories

Moutarde, 10g : 8 calories

Noisettes ou poudre de noisette, 10g : 63 calories

Noix de coco râpée, 10g : 60 calories

Noix de pécan, 10g : 69 calories

Olives, 10g : 25 calories

Pétales de blé complets et riz, 10g : 37 calories

Sauce crudités légère Bénédicta®, 10g : 15 calories

Sauce soja, 1 c à s : 4 calories

Tomates concassées (conserve), 100g : 16 calories

Tomates pelées (conserve), 100g : 16 calories

Vinaigrette sans huile Jardin d'Orante®, 10ml : 5 calories

Vinaigrette légère Maille®, 10ml : 43 calories

INFO

Les valeurs caloriques peuvent varier de façon minime selon les marques.

EQUIVALENCES

Pâtes, riz, semoule, boulgour, quinoa, etc.

30g crus = environ 100g cuits

40g crus = environ 120g cuits

REMERCIEMENTS

Tout d'abord un immense merci à Sylène, ma petite fée du clavier toujours fidèle et à mon artiste favori Mr Jean de Pastre pour ses magnifiques illustrations.

Je remercie également toutes les personnes qui suivent LES PETITS PLATS DE LA MARQUISE sur Facebook et Instagram.

La suite au prochain épisode…

LES OUVRAGES (DISPONIBLES SUR AMAZON)

Collection « Les petits plats de la Marquise »

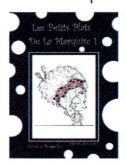 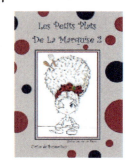

Collection « Les petits grimoires »

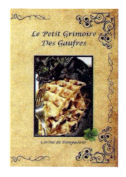 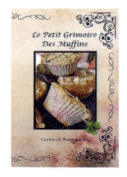

(A paraître)

Collection « En cuisine avec la marquise »

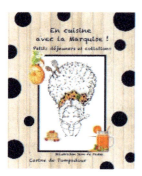 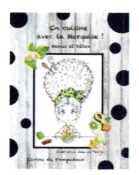 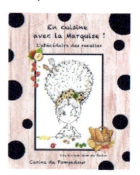

(A paraître)

SOMMAIRE

Introduction P.3

Menus P.5

Œufs à la tomate, féta et olives : 415 cal P.6

Œufs cocotte épinards, cheddar et pommes de terre : 359 cal P.8

Poêlée d'endives aux œufs, fromage, pommes de terre : 390 cal........ P.10

Courge spaghetti carbonara, tagliatelles aux épinards : 354 cal P.12

Caviar d'aubergine, œuf et sucrine : 384 cal P.14

Œufs gratinés, asperges, riz basmati complet : 420 cal P.16

Wrap jambon, œuf, champignons, mozzarella : 466 cal P.18

Torsades à la crème d'épinards et féta, œuf au plat : 368 cal P.20

Œufs durs, quinoa, tomates et radis : 403 cal P.22

Boulettes de bœuf, courgettes au quinoa : 415 cal P.24

Boulettes de bœuf et aubergines au paprika, riz : 426 cal P.26

Boulettes de bœuf, pennes, persillade de champignons : 446 cal P.28

Boulette de bœuf mijotées aux légumes, pomme de terre : 425 cal.... P.30

Steak haché et tagliatelles à la crème de poivrons : 421 cal P.32

Poivrons au St Moret®, filet mignon et semoule : 450 cal P.34

Poulet à la provençale, riz complet : 389 cal P.36

Tchaktchouka aux œufs et boulgour : 413 cal P.38

Bœuf haché poêlé aux poivrons et boulgour : 384 cal P.40

Poivrons au fromage frais et saumon, boulgour : 353 cal P.42

Wrap saumon, brocoli et crème : 447 cal P.44

Saumon, tomates, mozzarella, croûtons : 414 cal P.46

Saumon, champignons, farfalles à l'encre de seiche : 422 cal P.48

Saumon, poivrons, farfalles à l'encre de seiche : 373 cal P.50

Thon, tomates, champignons, pennes de sarrasin : 393 cal P.52

Bacon, pennes de sarrasin, aubergines à la tomate : 333 cal P.54

Jambon cru, mozzarella, pennes de sarrasin, tomates : 454 cal P.56

Poêlée tricolore, pennes, haricots verts, bacon : 327 cal P.58

Chorizo, pennes, champignons à la crème : 397 cal P.60

Gratin de chou-fleur au jambon et spaghettis de quinoa : 356 cal P.62

Poêlée de poivrons au bacon et spaghettis de quinoa : 319 Kcal P.64

Jambon, aubergines et spaghettis au chèvres frais : 341 cal P.66

Escalope de veau, torsades d'épeautre, courgettes : 428 cal P.68

Choux de Bruxelles à la cancoillotte, torsades et jambon : 384 cal P.70

Tournedos de dinde, torsades et carottes à la crème : 425 cal P.72

Torsades aux poireaux, féta et jambon : 436 cal P.74

Aiguillettes de poulet, carottes, champignons et torsades : 435 cal P.76

Salade saumon, haricots verts et pommes de terre : 443 cal P.78

Piémontaise maison : 397 cal P.80

Chou farci au bœuf et écrasé de pommes de terre : 448 cal P.82

Steak haché, haricots verts et smashed potatoes : 353 cal P.84

Jambon à poêler, endives et smashed potatoes : 430 cal P.86

Jambon à poêler, champignons farcis : 461 cal P.88

Steak haché, spaghettis complets, champignons farcis : 423 cal P.90

Bœuf haché, endives au soja, spaghettis complets : 387 cal P.92

Endives au jambon, semoule semi-complète : 414 cal P.94

Brocoli sauté aux cacahuètes, riz thaï, poulet : 442 cal P.96

Œufs au plat, tagliatelles et brocoli à la crème : 418 cal P.98

Crevettes au citron, fondue de poireaux : 375 cal P.100

Filet mignon de porc, rigatonis et purée de potiron : 435 cal P.102

Gratin de potiron, jambon cru, Bleu et noisettes : 391 cal P.104

Les potions détox P.109

L'acidulée P.110

La cajoleuse P.111

La chaleureuse P.112

L'enfantine P.113

La pétillante P.114

L'ensoleillée P.115

Semaines d'exemples P.119

Cake au beurre de cacahuètes P.124

Fondant myrtilles et citron P.126

Fondant façon Kinder® Bueno P.128

Panna cotta mangue, coco et vanille P.130

Banana bread au chocolat P.132

Express vanillé à la framboise P.134

Cookies avoine, myrtilles et noix de pécan P.136

Fondants amande amère et cranberries P.138

Tableau des calories P.140

Remerciements P.146

Printed by Amazon Italia Logistica S.r.l.
Torrazza Piemonte (TO), Italy

51050290R00085